THE

F*CK IT DIET

EATING SHOULD BE EASY

不節食的
美好生活提案

直覺飲食再升級

打破節食的惡性循環
吃出身心平衡的健康體態

Caroline Dooner

卡洛琳・杜納——著　謝慈——譯

各界好評

「這本書不僅是有趣而已，在科學和醫學上都經得起考驗。如果你對各種節食減肥法感到厭倦，一定要讀這本書！」

——克莉絲汀・諾瑟普，醫生，紐約時報暢銷書作者

「卡洛琳・杜納獨一無二，幽默又有智慧，能毫無畏懼地直指狗屁倒灶的事物，而我們的飲食文化就是狗屁倒灶。我們很幸運，有像她這樣的人提點，打破節食的惡性循環。或許很難，但絕不複雜，有時候甚至只是說聲『去他的』那麼簡單而已。」

——凱西・米勒，著有《Big Girl: How I Gave Up Dieting and Got a Life》

「杜納這本書中的觀念前所未有，將幫助所有痛苦的長期節食者重新奪回他們的人生。」

——凱蒂．戴爾柏特，著有《Let It Out: A Journey Through Journaling》

「這個世界正需要這本書。我身邊的每個女性都能受益於這本書深刻的真理。文字幽默，又有充分的科學佐證。如果你深受節食、暴飲暴食、食物成癮所苦，或是極度害怕體重增加，對於苗條有著過度的執迷，那麼這本書就是為你所寫。」

——席米．波提克，著有《Letting Go of Leo: How I Broke Up with Perfection》

「準備好跳脫節食的無限迴圈，開始好好生活了嗎？請一定要讀這本書。」

——克莉斯蒂．哈里森，作家、直覺飲食專家

「犀利、爆笑、充滿同情心……為自己做件好事，立刻讀這本書吧。」

——亞利希斯．薩勞托斯，身心療癒、直覺飲食專家

「如果你試遍了各種節食減重法，那麼這本非典型卻真誠的指引，或許能帶給你許多快樂。」

——出版者周刊

「這本反節食守則出乎意料地有趣，用科學證實了許多舊有的概念其實並不正確。唯有相信自己的身體，接受並喜愛自己的任何體型，才能得到健康和快樂。」

——Dia & Co，美國大尺碼時尚服飾公司

獻給起司

我再也不會背棄你了

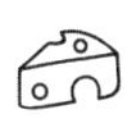

第一部分 為什麼我們對食物如此上癮？

Why Are We So Addicted to Food?

第二部分

How the Hell Do I Actually Do This?

所以到底該怎麼做？

·生理部分

第二部分

How the Hell Do I Actually Do This?

所以到底該怎麼做？

・心理部分

第二部分 How the Hell Do I Actually Do This?

所以到底該怎麼做？

·茁壯部分

這本書的目標讀者是，想要長遠改變飲食習慣的人。我不是醫學專家，假如你正在進行極端的節食或自我傷害，請務必求助專業的醫療人士。這本書不能取代飲食障礙的治療，或治療任何生理或心理的症狀。

我會分享許多醫生、營養學家、體重和新陳代謝方面的科學家，證明我不只是個愛吃布朗尼的瘋子，意圖摧毀你的健康和快樂……但我還是得強調，我不是醫生，這本書也不是醫囑。

我想你懂了，我們就開始吧！

前言

這本書不教你節食

假如你像我一樣，讀遍了各種節食減重的書籍，或許你也會注意到，每一本書給的建議都很**相似**。通常都會有聳動的宣言，例如「這就是你期盼已久的減重法」，有點類似這樣：

介紹你引頸期盼的減重法

你已經換過一種又一種的減重法，卻一點效果也沒有。你還是又醜又沒價值又胖又不健康。但現在有了這種突破性的古老飲食方式，你終於能建立經科學驗證的簡單計畫，實現變得美麗而不鬼不愛苗條而健康的夢想。

最棒的是，假如你完全遵照書中的方法，就永遠不會再渴望食物了！**永遠！不會渴望食物！**

相信我，對食物的渴望絕非生命中不可或缺的部分。

你以前的節食減重法之所以沒有用，是因為你沒有吃正確的食物或正確的分量，當然不會有效果。

是的，只要聽從我們的教導，你的身體就能處在最完美的狀態，你永遠不會再想到食物。

這不是節食，而是一種生活方式，是生活方式的改變。我知道你的其他節食法也都這麼宣稱，但它們是騙人的，它們完全只是節食而已。我們可不一樣，我們可不是節食減重而已，而是生活的方式。

準備好了嗎？翻開第一章的第一頁，讓我告訴你，你目前的飲食是如何對你帶來負面的影響。

讀到這裡，你會想：「就是這個了！」終於，能擺脫對食物的渴望了，我受夠了一直覺得肚子餓。你會把廚房裡所有的東西都丟掉，只儲存可以吃的食物，並認真嚴格地執行書中的指示。每一天，只要成功遵守了規則，就感到振奮不已。

你感到很興奮，終於找到了科學而且古老的飲食方式，能讓你擺脫對於食物本能上的弱點。你對於飢餓的本能備感挫折，願意做任何事來減少自己的體積，減少自己對社會造成的負擔。

三個月來，你極度虔誠地遵守這種科學證實的方法，想消滅你的體脂肪和對食物的渴望，然後……太棒了！一切非常順利！你的身材穠纖合度，充滿活力能量，心情前所未有地愉快，而且攝取完全正確的食物種類和分量。你開始忘記吃東西，甚至考慮當個機器人，只需要偶爾吃個藥丸就好。

最棒的是，你的人際關係大有斬獲，因為你不需要食物了，所以變得人見人愛。每個人都比以前更喜愛你，都希望你成為他們生命的一部分。和朋友吃午餐時，你只需要微笑看著他們吃，想著自己的生命多麼美好。

每個人都覺得你幽默風趣又美麗，沒有任何缺點。他們都希望能跟你一樣。同時，你也變得有錢，而且生活永遠不無聊。

別擔心，這本書可不會像那樣，因為這本書即將介紹的「去他的飲食法」（The Fuck It Diet）不是一種節食減重法。

我曾經極度地執著於節食減重（當我沒有暴飲暴食的時候），而節食減重的書總是讓我非常興奮。我會這麼做。我會做對。我終將讓自己的生命更美好。而我確實施行了，直到以失敗告終，陷入暴食／後悔的迴圈，或是放縱失控，又或是找到一種更好的節食方法。

我從十四歲就開始節食，因為我發現自己的褲子太緊，臉變得越來越浮腫出油，而且得到大尺碼服飾店買歐普拉推薦的E罩杯內衣，維多利亞的祕密對我來說都太小了。

我得解決這個問題……我想，能吃東西的日子已經過去了。因此，接下來的十年裡，我不是正在節食，執迷於某些法則，就是暫停節食，不斷暴飲暴食，覺得自己失去控制，自我價值低落。

我嘗試過無澱粉減肥法、邁阿密飲食法、抗胰島素減肥法、鹼性飲食減肥法、血型減肥法、生酮飲食、生機素飲食法、各種「祈禱神讓我變瘦」減肥法、祕密（不是減肥法，但任何概念都可以變成減肥法，特別是新世代的自助法）、各種「好好傾聽身體的聲音」減肥法（是正念飲食的極端版）、「法國女人不會胖」減肥法（是正念飲食和咖啡／紅酒飲食的結合）、原始人飲食法、消化道痊癒飲食，族繁不及備載。

蹦！豁然開朗。二十四歲生日那天，我吃了自己做的九個南瓜「鬆餅」和十二個無糖的杏仁粉「杯子蛋糕」，因為根本不會有人想吃。我的胃非常不開心，心臟狂跳著，突然有了性靈上的開悟。我看著自己的身影映在曼哈頓上西區狹窄浴室的鏡子，彷彿不怎麼有趣的愛情喜劇裡的角色。我大聲對自己說：

「你到底在做什麼？你接下來的人生都要這麼過嗎？」

過去十年來，我真心痛恨自己的身體，總是對自己感到噁心，滿心只想要變得苗條。許多年來，我執迷於各種減重的法則，規劃著自己每一次進食的時間和內容，計算著卡路里和碳水化合物含量。我把全部的精力都花在控制體重和挽救健康，但無論我多麼努力、多麼重視減重這件事，我還是時常暴飲暴食。最後，我覺得自己已經完全失控。

我對碳水化合物和糖充滿恐懼，也很害怕吃飽。我做的每件事都是為了讓體重減輕一點。每一天過得好不好，都是由體重計上的數字和吃進去的食物來決定。而我真心相信，我自己做的一切都是為了健康。因為根據我的理解，健康和體重是同義詞。

此外，我的每個白日夢基本上都是變得苗條又美麗，或許能和哈利王子約會，誰知道呢。但苗條和美麗是一定要的，這彷彿就是我真正的夢想和目標，是能帶給我快樂的事。

那麼我真正的、深埋在內心的遙遠夢想呢？我想，假如我能變得苗條，夢想才終於能實現。一旦我永遠瘦下來了，我才終於能認真看待自己。

但即便是減重生效的時候，我真的苗條了，卻還是從未覺得滿足。我不覺得自己苗條，也不覺得自己有價值或自信心。而真的覺得自己苗條的時候呢？我總是害怕這樣的苗條沒辦法保持下去，於是對減重更加地執迷。

十年來，我一直以為變得苗條會讓我喜歡自己，會讓我變得快樂。但這種方法帶來的快樂不會長久。變得苗條不會創造快樂，只要問問任何模特兒或「成功」的減重者就知道了。的確，一旦達到目標的體重，你會短暫地感到快樂。但你正在讀這本書，代表你早已知道這樣的快樂不會持續太久。這本書很重要的一部分，就是要改變「透過苗條和美麗尋找快樂」的想法，轉而追求更真實、可行、肯定自我的快樂。

但我們首先要關注的部分是：**節食減重是無效的**。我們試圖控制自己的身體，但卻違背了生物學的限制，從一開始就注定失敗。**當我們試圖超越我們的生存反射，我們的生存反射每一次都會獲勝**。

我們會深入討論這一切，但先讓我告訴你，在浴室鏡子前的豁然開朗後，我做了些什麼。我決定學著**正常飲食**，也終於理解正常是什麼意思：我必須吃得比以前認定的更多。我決定對自己曾經恐懼的食物屈服，並接受過去十年來努力壓抑的所有飢餓感。我是說所有，我真的壓抑了太多飢餓。

我也決定開始研究節食減重之所以失敗的所有原因。我用許多科學知識武裝自己，讓自己確信不節食才是正確的道路。我發現有些社會運動，致力教導全世界，我們對健康和減重的觀念是錯的。我也了解到，自己的各種節食減重方式，其實無論在生理、化學和荷爾蒙上，都是在傷害自己。

但最重要的是，**我決定無論最後體重多少，都要學著愛自己、接受自己**。我真的不太確定自己會多重，因為過去十年來，我每一年的體重都像蹺蹺板那樣忽上忽下好幾次。我想，我的體重可能會停在最高點，這總是讓我覺得自己非常失敗。沒有什麼比看著自己的重量更讓人恐慌了。但我決定改變自己重視的事，大幅地改變。

我決定，去他的。認真的，去他的。我已經夠悲慘了，就這樣吧。無論我的體重如何，我都要學著去愛自己，因為我不能再多花一天的時間對抗自己，期盼著虛無縹緲的未來某天，我能奇蹟似地變得永遠苗條滿足。我知道這是唯一跳脫痛苦迴圈的方法，而「去他的飲食法」（The Fuck It Diet）於焉誕生。

這本書寫給誰？

這本書寫給長期節食減重的人，寫給想知道為什麼節食減重會失敗、關於食物和健康的知識不盡正確的人。這本書寫給曾經嘗試過各種減重法、每天花好幾個小時擔心食物裡的卡路里和毒素、並精密監控，但不想再這麼做的人。寫給好幾年來，總是用自己吃的東西和當天的體重，來衡量自我價值的人。寫給換過不同減重方式，期盼著下一種就是正確答案的人。寫給認為減重才能真的愛自己，汲汲營營，甚至沒意識到自己有多麼悲慘的人。

假如你對自己的飲食和運動方式感覺良好，也能接受自己的體重和體態，那麼你或許就不需要這本書。但假如你已經厭倦了自己和減重的暴力型關係，想要在食物和自己的身體間建立不同的關係，那麼這本書將為你指出一條明路。

我現在對於食物感到非常輕鬆自在，這是以前的我完全沒辦法想像的。自從開始執行「去他的飲食法」，只要不感到飢餓，我就幾乎不會想到食物，以前的我還覺得這只是個迷思。一直以來，我都以為暴飲暴食和對食物的著迷唯一的解藥，只有更強的意志力。我以為只要自己像前幾次那樣節食成功，並且永遠保持下去，就終於能得著醫治，不但變得快樂，更重要的是變得苗條美麗。

諷刺的是，所有的限制和節食，反而會帶來非常真切的食物成癮，無論再多的節食和限制都沒辦法治癒。當我們的身體察覺到食物不夠時，無論在生理或心理層面，我們都會產生對食物的成癮。這是化學和荷爾蒙的結果，我們再怎麼努力都無法逃避。

無論你的體重如何，節食都將打亂你的新陳代謝，讓你無法好好傾聽自己的身體。我們將更深入地探索體重的科學，以及為什麼健康和體重之間的關聯並不像別人教我們的那樣，而我們的文化基本上使我們不斷地和自己的身體對抗。

只要你掙扎於食物和身體形象，無論你的性別和體重為何，都將從本書中有所受益。但因為我身為女性，努力想理解自己為什麼會害怕在世界上佔據太大的體積，所以這本書本質上是女性主義對節食文化的回應。我們無法忽視這個社會對飲食與體重失能的肇因。因此，對於那些必須要嬌小苗條才能贏得敬重的女性，我說：「去他的。」妳們絕對可以好好吃完一整個三明治，也可以佔據身體需要的所有空間。

在「去他的飲食法」的團體和一對一活動中，我曾經和超過一千名女性一起努力過（也有一些男性）。而一次又一次，每個人都會驚訝地發現，**唯一能**

治療暴飲暴食和食物成癮的，就是接受所有的食物。很常見的恐懼則是一旦開始進食，就會停不下來。而每一次，人們都會驚訝地發現，**一旦真的吃飽了，胃口就會完全改變；一旦允許自己吃東西，就不再會暴飲暴食。這不需要什麼超人的意志力**。

所有的節食減肥、自助導師或正念飲食都會失敗，而「去他的飲食法」卻能夠成功，理由是後者同時對付了兩件事：讓人們成癮並暴飲暴食的生理原因，以及讓我們對食物和體重執迷的心理、情緒和文化性因素。

在這本書裡，我將分享自己的經驗、其他人的體驗，以及支持這些經驗的科學原理，解釋為什麼不節食反而會有成效。這些體悟得來不易，但一旦了解了，就發覺一切如此明顯而符合邏輯。如今，我好奇自己為什麼曾經相信，限制才是正確答案。

第一部分

Why Are We So Addicted to Food?

為什麼我們對食物如此上癮？

來場飢荒吧！

幫我個忙，想像你身處於現實世界的飢荒中，只能得到非常有限的食物。想像一下會發生什麼事。

頃刻間，你生活中的一切都將和食物有關。你的身體會不斷告訴你，要審慎規劃利用自己所有的，並且一找到足夠的食物就要大吃一頓。你會持續尋找更多的食物，或許開始翻找還沒被摧毀的農作物。你可能會獵捕野兔，或在樹林間覓食。很快地，你學會非常有效地利用自己能找到的食物。

因為食物受到限制而開始覓食後，你的腎上腺素會大量分泌，甚至帶來一點狂喜的感覺，讓你保持足夠的體力和希望。然而，於此同時，你的新陳代謝會減緩，才能有效地利用和儲存你所攝取的營養。被迫減少進食時，你的體重或許會減輕，但你的新陳代謝也會變慢，讓你不會在太短的時間減少太多的體重。理由是，假如你太快消耗過多的能量，就會面臨死亡。

持續飢餓了一陣子，總是只能按時地吃一點東西之後，你或許終於能找到穩定充分的食物來源。可能是你刺死了一隻野豬，或是從村子裡的有錢人家偷了一條神奇的麵包，諸如此類的情況。重點是：你找到了大量的食物，而你體內的一切都戰勝了你節制的意志力。你全部吃個精光，你吃了所有找到的東西，你大肆享受。即便中途想要停止，你也辦不到。

這是你的身體為了生存的本能反應，是件好事。你的身體在災難中唯一的任務，就是幫助你儲存養分，並為將來的日子提供能量。假如大吃大喝的享受無法持續，身體仍可以提供一些能量，讓你用比平常更慢一點的新陳代謝生存下去。你還處在飢荒之中，就算吃下了兩條神奇的麵包，你的身體也知道你還在持續不斷地尋找著食物。

為了活下去，你得在找到食物時吃越多越好，而你的新陳代謝會保持緩慢，確保你能活著。這場飢荒可能有兩種結局：

命運一：飢荒永遠沒有結束。當你用盡了所有的存糧，你就不再感到飢餓，因為你的身體相信真的沒有食物了，於是停止耗費寶貴的能量傳送飢餓的訊號。你就這麼活了很短的一段時間，健康不斷惡化，然後面對死亡。即便你還沒有變得消瘦羸弱，也會因為飢餓而死亡，因為無論體重如何，飢餓都會削弱你的肌肉和心臟。[1]

命運二：在飢荒結束前，你找到足夠生存的食物。但在飢荒完全結束之前，每次找到食物，你就盡情大吃。這是應該的，你的身體會將這些熱量儲存成脂肪，幫助你重建和修復身體，並在下一次飢荒來臨時保護你。當然，在這些必要而有助益的大吃之間，你仍持續挨餓，並執著地尋找和攝取更多食物。

在飢荒結束之前，你重複著大吃和挨餓的循環時，還有一些事會發生：你的荷爾蒙不再好好運作，讓你的性慾驟降（在飢荒期間生小孩一點用也沒有！）你變得暴躁易怒，而腎上腺素帶來的快感漸漸耗盡。你的身體試圖儲存能量，於是新陳代謝減緩，而能量通常一陣一陣地來自腎上腺素和壓力荷爾蒙。

或許因為天賜的奇蹟食物，又或是找到了富含漁獲、芒果和布朗尼的土地，你活了下來，而飢荒終於結束。

一旦有了食物，在很長的一段時間裡，你會盡可能地大量進食。你的體重會增加，而這是很棒的。你的身體會花一些時間重新獲得力量和活力，你會持續感到疲憊好一陣子，因為你的身體正緩慢修復為了在飢荒中存活，而不得不犧牲的部分。

從飢荒恢復的時期，只要你看到食物，就一定會吃掉。這是必然的，你才剛經歷了飢荒！你挨餓了整整半年！或五年！你的身體還不相信短期內不會再有飢荒，因此你還會大吃上好一陣子。你也會需要休息好一陣子。而你的體重在恢復期一定會增加，這都是必須的。

一旦你的身體飽足了一段時間，也不需要再擔心下一場飢荒，你會慢慢地恢復正常。食物不再帶來如此龐大的壓力，你會慢慢地相信有足夠的食物，你的新陳代謝也會慢慢地回復正常。你的胃口和對食物的渴望終將正常化，而你的體重也會穩定下來；或許會比飢荒前稍微重一點，因為懼怕未來再遭逢飢荒，但或許也不會。

我相信你已經看出一些端倪，但還是讓我說完吧：節食正在讓你的身體經歷飢荒。聽起來可能有點牽強，其實不然，完全不誇張。你或許會說：「不，即使正在節食，我還是會吃足夠的量。」或是說：「不，我總是暴飲暴食，我的身體不可能得不到足夠的食物。」

這都不重要。假如你依然進食，卻沒有吃到飽足，或總是擺盪在節食和暴食的兩個極端間，身體都會解讀成飢荒狀態。我再說一次：若你總是擺盪在暴食和節食的兩個極端間，無異於讓身體經歷持續不間斷的危機。

這是危急存亡的狀態。在以前，唯一會使我們不攝取充足食物的情況，只有糧食短缺的飢荒時期；然而，現在的節食文化也推了一把（這樣的文化只有幾十年的歷史而已）。吃得比渴望的更少將觸發身體的生存模式，改變荷爾蒙和腦化學，進而降低新陳代謝，讓你從生理上對食物成癮。心理上的執迷，其實來自這樣的生理限制。

對於食物的執迷和暴飲暴食，其實都是因為身體為了生存，試圖逼迫我們停止節食／飢荒。假如你相信身體逼迫你吃下的食物，聽從自然的飢餓感，讓自己復原，那麼你很快就能恢復。你的身體知道該怎麼做。或許會花上幾個星期，或幾個月，但你的胃口、體重和新陳代謝終將趨於平穩。

但我們從不允許自己這麼做。我們不讓自己吃東西，因為不信任自己的胃口或是體重。大家都告訴我們，吃很多是不好的，代表我們真的食物成癮。事實上，我們對抗著大量進食和休息的本能，害怕自己太懶惰、太不負責任。我們使自己身陷飢荒狀態，而對食物的執著會一直持續下去。有一天，我們會成為老人院裡的老太太，還擔心著布丁會讓自己發胖。

假如限制進食，我們的身體會本能地彌補缺乏的食物，降低新陳代謝，對食物產生執迷，並試圖保持體重。一旦新陳代謝受到影響，健康狀況基本上就會慢慢地惡化，因為身體將努力地使你撐越久越好，期盼有一天你能吃進大量的食物，給身體修復的機會。

假如你對食物成癮，代表你已經觸發了飢荒狀態。假如你暴飲暴食，代表你已身陷飢荒狀態。無論你的體重多重，或是認為自己的食量多誇張，這都是不變的事實。

即便你只是「稍微」節食，都可能使身體進入危機模式。假如你太常處於飢餓狀態，也會發生同樣的事。重要的是，即便你不算很瘦，也可能會如此。很多人看起來沒少吃，卻仍處在飢荒狀態。無論你嬌小或肥胖，都可能出現這種生理現象。無論如何，身體在恢復期都會需要更多脂肪，就像是某種保險策略。

我們很難相信，治療食物成癮的方式，竟可能是吃更多東西，並且讓身體從食物成癮／飢荒的迴圈中恢復。我們太害怕食物、卡路里和體重，所以一直沒有真正地恢復，以至於成癮和暴食的現象不斷持續。迴圈不斷惡化下去，新陳代謝一直受到抑制，大腦執著於食物，而身體只要一有機會，就會增加體重。

我們一直深信，最大的問題出在食物成癮和過度進食，卻完全沒有發現，問題真正的源頭是：**限制**。事實上，可以說肥胖的身體就是為了更有餘裕地面對節食／飢荒。我們的身體害怕未來的飢荒，所以不希望我們減重。從這個角度看來，比較肥胖的身體反而更能存活下來。

我們的身體不喜歡我們試圖控制食量，不能理解我們只想穿得下小得誇張的牛仔褲。為了存活，身體會對抗飢荒和限制，而我們越努力地節食，身體的反抗也就越強烈。

・・・明尼蘇達州的飢餓實驗

在第二次世界大戰期間，明尼蘇達大學的安席爾・基斯進行了一場飢餓實驗。他想知道如何在戰爭過後，好好幫助飢餓的人們復原。因此，他得先讓人挨餓。

一共超過四百個善良的人報名參加，希望為戰爭盡一分力。後來只選擇了三十六名男性：生理與心理狀況最穩定、意願最高，也最符合實驗目標的人。

這些男性住在類似宿舍的房間，和臨時的實驗室相連。他們可以離開，但這棟建築是他們的居住基地。實驗的前三個月，他們正常進食，而實驗者緊密監測他們的健康狀況。他們每天都獲得約三千兩百大卡的熱量，這被認為是正常的分量（這的確是）。他們在建築中工作，每個星期大約都步行二十二英里。

接下來的六個月，他們攝取的卡路里驟降成一半。他們一天只吃兩餐，合起來大約一千六百大卡。實驗者鼓勵他們維持相同的步行量。

在這項實驗中，一千六百大卡被視為「半飢餓」。可怕的是，這個量卻是美國食品藥物管理局推薦來「對抗肥胖」的「保守值」。你或許也曾經看過醫師訂定的飲食規劃或健身雜誌上的卡路里值。如今，一千兩百到一千六百大卡是男性和女性的建議攝取量。

男性通常需要比女性更多的卡路里，因為體型和肌肉的組成不同，但一千六百對任何人來說都太低了。事實上，根據紐約大學食品與營養學教授馬里昂．奈斯特的說法，即便是每日兩千大卡建議，「也只足以維持孩童的生活。」[2]好好想想吧。

只攝取一千六百大卡的熱量時，受試者的力量和能量立即下滑，他們說自己總是感到疲累。接著是倦怠感。他們原本都善良而有想法，此時卻對以往在意的事物毫無感覺。而後，性和浪漫也失去了吸引力。

他們腦中想的只有食物，只執迷地想著、談論著、閱讀著和食物有關的一切。（聽起來似曾相識？）有些人開始盯著食譜看好幾個小時，用餐時間成了一天中最快樂的部分，而假如食物沒有準時出現，他們就會變得暴躁易怒。即便食物只是單調的白麵包、牛奶、豆子或蔬菜，他們也會覺得美味至極。很多人會在食物中摻水，希望能撐久一點，或是將用餐時間拖到兩個小時，又或是偷偷把食物帶回房間，慢慢品嘗。在兩餐之間，受試者能無限量取得咖啡、水和口香糖，而他們上癮了，有些人一天能吃上四十包口香糖，喝上大約十五杯咖啡。

實驗開始時，處於正常健康狀態的受試者們，在這六個月間變得瘦骨嶙峋。他們的心率大幅降低，總是覺得寒冷：這是新陳代謝緩慢和身體試圖保存能量的徵狀。他們體內的血液量減少，心臟縮小，並且為了儲存水分而出現水腫。他們的皮膚變得粗糙。他們感到頭暈目眩，缺乏方向感，時常肌肉痠痛。

往好處看，他們的眼白變得潔白無瑕，因為他們的血管收縮了。因此，假如你想要擁有像洋娃娃那樣陶瓷白的眼睛，就讓自己挨餓吧，只是要承擔很多可怕的問題。

接著，他們開始試著從外面偷渡食物進來。要記得，這些人之所以獲選，是因為他們意願最高，也最可能遵守實驗的規定。但他們還是開始想作弊偷渡外界的食物。事實上，作弊的問題實在太嚴重，只好規定受試者在離開時，都必須有人陪同。之後，有三個人完全退出了實驗。

食物的限制對受試者的心理造成了深遠的改變。實驗開始幾個星期後，其中一個人出現了關於食人的恐怖夢境。接著，他違反規則，到城裡享用了奶昔和聖代冰淇淋。當實驗負責人質問他時，他崩潰大哭，還威脅要殺掉對方。他退出實驗，被送到精神病院。正常進食了幾個星期後，他完全恢復了心理健康（神奇吧！）好好想想，這個人要回復理智，需要的竟只是更多食物。

的確，這是個極端的例子，但所有的受試者都變得焦慮沮喪。其中一個人回憶到，他在實驗期間幾乎每天都會對好朋友發火，必須為了不理性的爆發道歉。

最奇怪的部分則是：即使所有受試者都變得瘦骨嶙峋，他們卻不覺得自己太瘦弱。相反地，他們覺得其他人太胖了。這樣的現象稱為「身體臆型症」，指的是在患有飲食障礙的人眼中，自身的體型和體態與現實完全不同。有些人認為，飲食障礙可能是由身體臆型症所造成，但受試者們從一開始就不想減重。

他們單純是因為飢餓造成的心理影響，就經歷了身體臆型症。我沒辦法解釋其中的原理，但這真讓人驚訝。

你覺得對我們這樣過度執著於飲食控制和身體形象的文化來說，這代表什麼？聽起來不太妙吧。節食和限制會讓我們的腦化學亂成一團，破壞我們的心理健康，直到我們再也無法思考食物和體重以外的事。

我們值得更好的，因為節食一點用也沒有。

恢復

這個實驗的目的是想找到最好的方式，幫助挨餓的人們恢復。飢餓造成的劇烈身心變化其實完全不是實驗的焦點，半飢餓的階段只是要讓受試者達到恢復前需要的狀態而已。

剛開始重新開放食物時，基斯認為緩慢增加是最健康的方式，因此每次只增量一點，有些人是四百大卡，有些八百大卡，有些則是一千六百大卡。只增加四百和八百大卡的組別完全沒有任何改善。基斯給了他們補充品和蛋白質飲料，但他們還是沒有改善。唯一有幫助的只有更多食物，非常大量的食物。把攝取的卡路里提高到實驗前的數值之上後，立刻出現了正面的影響。

然而，對許多受試者來說，飢餓帶來的情緒波動在恢復期間仍然持續著，有些人甚至變得更沮喪焦慮。這項資訊對我們來說很重要，因為這告訴我們，從荷爾蒙和化學的角度來看，要在挨餓節食之後重新餵飽自己，可能會是一場艱困的戰鬥。

只有十二個人在實驗結束後多留了幾個月，參與基斯說的「無限制恢復」。平均而言，這些人一天攝取五千大卡的熱量，但有時候會高達一天一萬一千五百大卡。無論吃了多少或肚子多飽，他們仍時常提到無法滿足的飢餓感。

他們說，實驗留下了後遺症，許多人甚至時常害怕會有人再次奪走他們的食物。其中三個人成了廚師，而他們在實驗前對食物或烹飪可是一點興趣也沒有。許多人說，他們在飢餓實驗的幾個月或幾年之後，仍然感到非常飢餓，對食物異常執著。而在調查這個實驗時，我也讀到了大量的奶昔能帶來治療的效果。這就是一九四〇年代教我們的。

這告訴節食減重者什麼？

我要說的是……你已經看出問題在哪了吧？主流的減重或「體重維持」飲食所推薦的熱量是每天一千兩百到兩千卡之間，這剛好能引發生理的飢餓反應，造成對食物的執迷。你已經知道一天只有一千六百大卡的飲食，會對身體和心理帶來什麼樣的後果。這些受試者身體和心理的一切，都吶喊著食物，而到最後，唯一的解藥就是長時間的大量進食。

這些受試者的體驗幾乎和節食者相同，要讓身體脫離節食危機的過程也是。假如你開始節食，即便程度再怎麼輕微，即便是塑身雜誌裡看起來合情合理的六十天計畫，你的身體都會反射性地進入執迷食物的生存模式。你對食物的執著並不是出於懶惰或缺乏責任感，而是身體無法避免的自保方式。

而假如你連節食一天都沒辦法撐過，那麼恭喜你：這其實是好事。「成功」的卡路里限制會對身體和心理造成立即的劇烈影響。如果受試者沒有受到嚴密監控，他們一定會立刻停止節食。節食違反了我們的生理本能，但我們的減重文化最悲哀的部分是，當身體試圖逼我們停止，我們卻強迫自己繼續。如果想正常面對食物，我們得刻意地突破這樣的循環，讓身體脫離危機生存模式，回到比較正常的狀態。

何謂正常進食？

在我進行「去他的飲食法」之前，我和正常進食差之千里，對食物和體重極端執著，甚至完全不知道正常該是什麼樣子。我會看著那些對食物不會想太多的人，想著：「他們只是運氣好，沒有食物成癮。」我並沒有意識到，自己的食物成癮來自生理上的原因，而每次節食都只會讓情況更糟。

我沒有意識到，某方面來說，我們天生就會對食物執著，因為食物是生存最基本的要件。當身體察覺到食物的來源短缺，我們對食物的渴望就會提高。感謝上天，反之亦然。一旦身體知道總是可以得到飽足，就會冷靜下來。哈利路亞。

當你不再困在食物生存模式，而可以正常進食後，你會體驗到：

- 在一天之中，幾乎只有肚子餓時才想到食物。
- 你會有健康的好胃口，吃很多東西，但因為新陳代謝不受節食影響，所以你的體重會維持穩定。
- 你會吃你渴望的東西，但你渴望的是你需要的。有時候是沙拉，有時是餅乾，有時是水果或牛排，如此這般。
- 你可以在大約吃飽滿足時停下來，而不會想太多。
- 當你分心、疲憊、難過或壓力大時進食，仍然可以在吃飽時就停下來。
- 你會很清楚知道自己想要什麼食物、何時想要、想要多少。但你不需要分毫不差地遵循自己的渴望，因為人生太短，不值得執著在食物上。

脫離生理的飢荒時期會自然而然地帶來許多正面的改變，上面列的只是一小部分而已。諷刺的是，我們得花許多心力來重新學習，才能讓吃東西這件事變得簡單。但你一定做得到。而我會幫你，我會盡我所能地帶你到終點。

體重的大迷思

節食是無效的治療，因為疾病從一開始就不存在。

——莎拉・費雪曼，茱蒂・弗里史匹特

人們總是說，肥胖和體重增加都是不健康的。每個人都受到這樣的教導，包含我們的醫生在內。這是我們的集體信仰，我們不曾加以質疑，我們知道這是真的，肥胖就等於不健康。但……科學可不是這麼說的。有太多研究都顯示，體重和健康的關聯不像我們認為的那樣，而節食也不是解藥。[3]

針對這個主題，琳達・培根博士就進行了許多驚人的研究。她的相關著作包含《每一種體型的健康》（*Health at Every Size*，暫譯）和《尊重身體》（*Body Respect*，暫譯）[4]。她是心理學博士，也是心理與運動代謝學的碩士。得到博士學位時，她簽署同意書，絕不接受減重產業、藥廠或食品產業的錢。幾十年前，她開始研究減重，想找出成功減重並維持的方法；然而，她發現若靠節食或運動減重，長遠看來總是會逆火反彈。

最初的成功後，人們卻總是會回復減掉的體重（甚至還更多），屢試不爽。有時即便虔誠地保持節食和運動，卻已經沒有效果，體重依然會增加。她開始意識到，我們文化中對於減重的過度簡化完全錯誤，於是設計了實驗，想更深入檢視這個主題。

《每一種體型的健康》這項研究，追蹤兩組身體質量指數（ＢＭＩ）被歸類為「肥胖」的女性長達兩年，稍後的章節將更深入討論關於「肥胖」這個部分。第一組我稱為「節食組」，參與者會遵循標準的減重規則，著重於低卡路里和大量運動。這套規則很嚴謹，並且由全國頂尖的肥胖專家負責。她們的減重計畫包含了每個面向，並且必須時常回報，以得到足夠的支援維持正軌。

第二組我稱為「直覺組」。她們並未受到減重的指示，而是要學習接受自己的模樣。她們開始學習依照直覺進食，其中許多人在此之前經歷了多年的節食減重。實驗者教導她們傾聽自己的渴望和飢餓訊息，並鼓勵她們享受食物，吃讓自己感覺很棒的東西。她們能按照自己喜歡的方式動作，並且參與了愛自己和自我原諒的練習，慢慢治癒飲食和體重所帶來的羞辱和罪惡感。本質上來說，她們學習了沒有羞辱感的直覺進食。

琳達的一位同事擔心研究會毀了直覺組成員的健康，於是堅持在三個月後檢驗她們的血液和血壓；假如各項指數惡化，研究就必須終止。琳達同意了，並且在三個月後進行檢測，但結果沒有任何問題，於是她們繼續隨心所欲地吃。

為期兩年的研究大約是這樣的：一開始，節食組減去了大量的體重，各項健康指示都得到改善，正如我們的預期。卡路里的限制會使體重減輕，體重減輕將改善健康狀況。

然而，兩年結束時，不只百分之四十一的參與者退出了，留下來的人又回復了原本的體重，並且持續增加。雖然她們仍努力遵循節食的計畫，總體來說卻都變得比研究一開始更重了。更耐人尋味的是，她們的健康指標和自尊心都惡化了，變得比兩年前更糟。研究者檢驗兩組參與者的血壓、總膽固醇、低密度膽固醇、憂鬱症狀等等，發現節食組的數值都變得更糟。

而不難想像，她們都覺得自己一文不值。因此，雖然仍遵循著減重計畫，節食組在兩年之後，卻變得比一開始更不健康。節食不只讓她們體重更重，也毀了她們的健康。

那麼直覺組呢？她們還是保持著健康和快樂嗎？兩年過去，她們整體來說並沒有減少任何體重；然而，各項健康指標卻改善了（血壓、總膽固醇、低密度膽固醇、憂鬱症狀等等）。她們學著依照直覺生活、行動和進食，學著原諒自己，並且為了享受樂趣而進行活動。即使沒有減去任何體重，身體質量指數依然屬於「肥胖」，她們卻變健康了。完全不需要減重，卻能改善健康狀況。

這打破了兩項根深蒂固的文化迷思：首先，**節食不會有長遠的效果。無論有多強的意志力和支援，即便完全遵守減重計畫，一定會有生理和代謝上的反效果**。只因為一開始減重成功、健康改善，我們就相信節食有效。因此，當情況不對勁時，我們會認為是自己的錯。我們並不瞭解節食的長期影響：體重回復、健康和代謝狀況惡化，以及悲慘的自責迴圈。說真的，決定一切的其實是我們身體的體重控制機制。

第二項迷思則是：瘦很健康，胖很不健康。這兩組女性告訴我們，一個人的健康是沒辦法從體重看出來的。你沒辦法從外表看出一個人的習慣。很多肥胖者都積極節食減重（因為大家都這麼要求他們），但努力卻時常沒有成效。這些從外表是不可能看出來的。

體重不像我們想的那樣主宰我們的健康。《各種體型的健康》呼籲我們改變目標，不執著於減輕體重，而學習建立讓自己更健康自信的習慣。我們的習慣將能決定一部分的健康，這是掌握在我們手中的；其他的因素則包含社會、情緒、環境等方面的變因。

將健康的問題歸在本人身上並不公平，也沒有建設性，因為痊癒的過程並不容易、不便宜，而且可能相當複雜。如果健康很容易，只要採取特定的飲食和運動方法就好，那該有多好？但事實並非如此，沒有任何方法能百分之百避免病痛。健康狂熱者還是會得癌症或心臟病發，醫生和科學家也總是在爭論健康飲食的確切定義。

當然，我們都希望能保持健康，毫無疑問。追求健康本身沒什麼問題，問題在於我們忽略了有多大一部分並不在我們的掌控之中。我們忽略了在每個當下，我們同時努力活著，也邁向死亡。如果我們真的能決定一切，那麼百歲人瑞就不會是那個一百零六歲的義大利女士，她可是每天抽菸、大口喝著橄欖油，還說長壽的原因是「沒有再婚」。我們才會是人瑞。

我們會成為人瑞，會說長壽要歸功於康普茶（kombucha）和抱子甘藍，並且會深深以自己為傲。然而，生命不是這麼運作的，健康和長壽也不是。甚至有許多研究指出，身體質量指數屬於「過重」的人，活的卻比「正常」的人更久；而中度肥胖的人，壽命至少也和「正常」的人一樣。是的，這是真的。[5]

減重的研究很少觀察長期的健康影響和復重，因為這麼做太困難也太昂貴。

重點通常是立即性、短期或暫時的體重減輕和改善。

如果你還是相信放棄節食代表放棄健康，那麼或許可以思考下面這些訊息：

決定體重最重要的指標之一是：基因。[6] 我們天生都有體重範圍的「設定值」，身體會努力維持在這個區間。無論你怎麼吃或怎麼動，你的身體都有理想的體重範圍，有些人的數值比較高，有些人比較低。你的身體會調節新陳代謝，讓你維持在設定範圍中。[7] 我們已經知道節食可能會提高設定值，代表身體會建立起比以前更高的新正常體重。[8] 這是為了生存。

我們能為了健康做的最棒的努力就是運動，但要適量。[9] 運動並不需要很痛苦或悲慘。事實上，最好能享受運動的過程，得到快樂，而不覺得是種懲罰。強迫自己做太大量的運動對身體或壽命都沒有好處。[10] 就像節食，運動並不一定會對體重帶來長遠的改變。[11]

比起健康的習慣，社會地位和自主權反而會對健康帶來更大的影響。[12] 如果能自主掌控生活、工作、活動、金錢和人生，就能帶來更多快樂，對整體健康會有正面的幫助。而無論你的體重或飲食習慣，受到排擠、無力感、羞恥感和偏見，則會造成急性的壓力，對健康造成嚴重傷害。[13] 我們受到的對待和對待自己的方式，都會影響我們的健康。

如果覺得對自己的人生無能為力，可能會比任何健康習慣更讓我們生病不適……這很嚴重。[14] 受到歧視的經歷，或甚至只是以為受到歧視，對健康都有嚴重的損害。[15] 而無法掌控的創傷經驗也會對健康造成長遠的重大傷害。[16] 舉例來說，納粹大屠殺集中營的生還者即便過了數十年後，出現纖維肌痛症候群的比例也高得異常。而童年家暴的倖存者罹患自體免疫疾病的風險也比常人更高。[17]

這些都意味著，我們總是將健康和體重怪罪於自己，但事實上很大一部分都不在我們的掌握之中。同時，社會的改變、包容、對於自己和他人的賦權等，都會比任何「肥胖抗戰」更能為總體的健康帶來幫助。有些肥胖者不健康，有些肥胖者健康；有些瘦的人不健康，有些則很健康。減重並不能保證健康，特別是減重的過程像自我懲罰的情況下。

《每一種體型的健康》讓人眼界一開，似乎得到解放，卻也可能使人抓狂。因為許多人聽到的重點是：「你的意思是……即便我學會正常進食，也會永遠被困在這個身體裡？」重要的是，我們必須意識到，我們無法掌握自己的長期體重。

我們都嘗試過。你也嘗試過。而假如你正在看這本書，很可能你不斷地失去控制，所以才會在這裡。

好消息是，你的身體如果越冷靜飽足，就越能好好運作，你的健康狀況、體重和胃口也會越穩定。當你停止嘗試控制體重，身體就會停在它歸屬的地方。我們唯一能控制的是對待自己的方式，並學習提供身體正常的飲食。而越快接受身體會替我們控制體重，我們的健康和生命才能越快得到改善。

・・・猜猜哪種產業一年賺六百億美元？

想想看，你在追求減重的過程中，究竟花了多少錢？你買了幾本書？訂了多少減重相關的計畫？買了多少蛋白質補充品？投資了多少錢在各種新奇的減重裝備上？買了幾磅的杏仁粉？為了減重產業貢獻了多大的金額？你又真正得到了什麼？長時間的能量低落，因為似乎永遠無法得到飽足而失去信心？

減重產業是由許多減重相關事業（例如「慧儷輕體」和「快速苗條」[*1]）、生產減重藥物、補充品和療程的藥廠和醫療公司，以及其他銷售「美麗」和「健康」的公司所構成。這些公司之所以能賺錢，靠的就是相信自己食物成癮、減重能解決一切問題的客戶。他們的獲利來自我們的不安全感和對身體的自我厭惡，因為有太多人相信，自己距離最完美的樣子只差了五磅，而再多出五磅則可能會摧毀健康。

無論他們企圖讓我們相信什麼，他們都只是商人而已，並不是慈善機構。他們根本不在乎我們，也不曾承諾永遠不會傷害我們。而他們之所以總是能賺進大筆金錢，正是因為他們的產品或配方沒有長期的效果。畢竟，假如效果是永久的，我們就只會買一本書或加入某個會員，然後就能「痊癒了」。如此一來，公司將失去源源不絕的顧客和收益。

乍看之下，減重公司如雨後春筍般冒出，似乎是呼應了蔓延的「肥胖流行」現象；然而，如果仔細研究一下時間軸，會發現真相可能正好相反。「肥胖流行」一直到八〇年代中期才出現，而在那之前的數十年，人們早就使用香菸來

*1 Weight Watchers 是美國的減肥／修身公司，SlimFast 則是一款減肥飲料

抑制食慾，也會用安非他命、麻黃和苯丙醇胺，三〇年代有葡萄柚飲食，而五〇年代則有高麗菜湯飲食法。慧儷輕體公司在六〇年代創立，快速苗條飲料則出現在七〇年代。然而，美國的肥胖人口一直到八〇和九〇年代才真的快速攀升，成年的肥胖人口數幾乎翻倍。[18]我們都假設原因是餐點的分量和缺乏運動的生活模式，但運動習慣在此時才成為主流，而低脂減重的食品和代糖更是炙手可熱。接著流行的是低碳水化合物飲食，但即便如此努力的節食了，肥胖的比例卻仍持續升高。這看起來多麼不合理啊！社會大眾的節食風氣首先提高，而普遍的體重增加卻是之後才發生的，簡直就像是因為減重和亂七八糟的飲食習慣所導致的。

自從行銷公司出現，美體、保健和減重的公司就不斷地告訴女性，什麼樣的體型才是可接受的或吸引人的。而我們總是汲汲營營，每個人都想變美麗，也肯定都受過提醒，知道這對自己未來的快樂、職涯、個人社群網站首頁等等有多麼重要。但節食和對體態的不滿，很可能才是體重基準點不斷提高的肇因，而不是解藥。節食和人們的飲食失控有著直接的關聯。

然而，販售減重產品的公司總是被視為善良的一方。他們想幫助我們變瘦、變健康、變快樂！慧儷輕體之所以要重新包裝自己的品牌，是因為希望我們都能過最好的人生！才怪。他們根本不在乎我們。不要盲目地相信它們存在的意義是希望拯救我們的自我沉淪。他們是既得利益者，操弄著文化中對體重根深蒂固的偏見，並且創造出效果短暫的產品，讓我們不斷重回他們的掌握。

可怕的真相是：販賣減重產品和藥物的公司，在政策制定的階層總是有很大的影響力，也經常資助醫藥社群的相關研究。許多減肥藥的公司會贊助醫生或公共衛生的倡議。其中一個例子就是我們對身體質量指數標準（ＢＭＩ）狗屁不通的依賴。

身體質量指數完全不考慮任何真正的健康因素，也看不出血壓、血糖指數、荷爾蒙、新陳代謝、力氣、敏捷度、骨骼密度、膽固醇、免疫力、細胞代謝等等。它實質上只是一條數學等式：體重和身高的關係。這個概念最初是一九五九年由一家人壽公司提出，作為解釋保費的方法，卻受到科學家的批評，因為這樣的公式不應該用來為個人健康做出診斷。

然而，醫生和保險公司都喜歡這條公式的簡單明確，因此身體質量指數在一九八五年受到國立衛生研究院的推廣。在一九九八年時，世界衛生組織在國際肥胖問題工作組的協助下，訂定了更新後的身體質量指數建議。而當時的國際肥胖問題工作組有兩個主要贊助者，都是在市面上僅僅販售減肥藥的製藥廠。

工作組突如其來地改了身體質量指數的標準，於是在一夕之間，數百萬美國人從「體重正常」變成了「體重過重」。[19] 真是謝謝了，說客們。

這整件事都很獨斷而沒有憑據，因為許多研究都發現，身體質量指數較高的人，死亡率反而較低。[20] 許多研究也顯示，減重或運動過量和健康不佳、壓力提高、荷爾蒙和死亡率上升有關。[21] 然而，即便其他方面完全沒問題，人們還是會因為身體質量指數而被判定為不健康。我們似乎都這麼假設：喔，你屬於體重過重？那麼你肯定不健康。

假如我們把減肥產業和軍火、大型藥廠、大型石油公司或菸草公司做個比較，就會發現相似度很高。這些產業都由有影響力的大公司構成，在乎的是利益而不是任何人的健康和安全，也不關心地球的未來。他們有足夠的資源左右大眾的觀感和政策的制定，藉以謀取自身的利益。在《丟棄真理》（*Dispensing with the Truth*，暫譯）這本書裡，作者艾莉西亞・蒙帝將這稱為「肥胖公司」，並探討了「苗條美國」（Shape Up America!）這個組織。組織由慧儷輕體等公司團體贊助，致力於將肥胖轉化為疾病（！！）而讓藥廠、減重和醫療產業來「治療」。這是為什麼我要特別強調「肥胖」，這個詞是由政治說客們創造出來的。

我們文化中對於體重的偏見太過盤根錯節，甚至連科學社群也無法免疫。偏見足以使人們對數據的解讀和分享發生偏差，這稱為發表偏差。假如研究的結果與當時所相信的真相不符合，那麼科學社群（甚至研究者本身）就會加以忽視。[22] 假如科學家發表的數據或結果不符合當代信仰，就可能危及自己的名聲，甚至失去資金、職位或委員會的位置。

不只如此，我們聽過的減重和肥胖研究，大多數都是由藥廠和減重公司在做的，甚至連醫生和政府所耳提面命的也是。當研究的結果不是公司想聽到的，他們就會充耳不聞。

藥廠會花上數千萬美元來進行遊說，希望讓曾經被退回的藥物通過申請（退件的原因通常是危險或毫無效果）。藥廠也會給醫藥集團和醫生許多錢，要他們鼓勵患者使用減肥藥。[23] 在英國，國家肥胖論壇有一部分是由某些藥廠贊助，他們生產的恰好就是醫生推薦來對抗「肥胖流行」的藥物。[24] 這可是嚴重的利益衝突，但卻是許多大型公司或產業共通的現象。

基本上……減重產業不是站在你這邊的，從來都不是。不只如此，他們就像石油公司一樣腐敗。石油公司可是在五〇年代付錢收買科學家，宣稱含鉛的汽油對人類無害（嘿，鉛中毒還記得嗎？），而香菸的廣告則有意無意地善心教導我們，大部分的醫生都抽駱駝牌香菸。

我分享這些資訊不是要打擊你，而是希望帶給你力量。為了要掙脫我們和食物與身體間的惡劣關係，就得先看破灌輸給我們的屁話。我們必須開始為自己發聲，在醫生的辦公室或是對減重和健康大放厥詞的人們面前支持自己。如果想要治癒自己的飲食，卻沒有正視最大的問題，也就是對自己的體重歧視，那麼終究無法找到真正的自由和主控權。一切都是息息相關、密不可分的。

・・・禁忌的字眼

來談談這本書裡最重要、最有爭議的禁忌字眼「胖」吧。我會繼續使用這個字，而我想解釋我的原因。一直以來，我們都認為「胖」是世界上最糟的事之一，於是這個字充滿了負面的意涵。一旦有人使用了這個字，就會立刻被我們歸類為侮辱，因為一直以來人們都是這麼用的。在十九世紀初期，人們還未開始質疑肥胖者的健康，卻已將肥胖者視為「不文明」；有趣的是，肥胖者卻被認為比較健康[25]（或許是因為事實大都如此）。

如今，或許人們仍可以接受對肥胖保持公開的偏見，是因為認為自己的體重（過重）完全是自己的錯，並且體重還代表了他人格的一部分。因此，我們可以不假思索地批判他們，讓自己渺小悲慘的人生好過一點。

無論人們是否能完全控制自己的體重，光憑外表或擅自認定的健康狀態就惡劣對待他人是很殘忍的。這樣的行為現在無法接受，以後也不會改變，無論行為者是否受到錯誤的資訊影響都一樣。

肥胖者總是受到批判和放大檢視，他們被醫生打發走，求職之路不斷受挫，甚至成了他人言談間的笑柄。而我們都希望只要非常、非常努力不要變胖，就可以不必經歷自己對肥胖者的惡意。我們可以不當笑柄，不被叫死胖子。

我們和食物的關係如此失調，正是因為我們和體重間的掙扎，以及對於變胖的恐懼。想要治癒這樣的關係，最重要的一步就是將「胖」這個字和其代表的身體型態都中性化。無論我們的體重如何，對於肥胖的恐懼都不斷摧毀我們。

事實上，有許多肥胖者都努力重新奪回「胖」這個字。和豐滿、肉肉的這些詞彙不一樣，「胖」並不是委婉的說法，「胖」可以是中性的。但這不代表每個肥胖者都願意被說胖，特別是因為有太多人都用這個字來羞辱人。但仍然有一群人對於胖有著自我認同，並努力想去汙名化。

「肥胖」或「過重」這樣的醫學詞彙就帶有批判性，基本上是減重產業為了利益而捏造出來的。因此，除非是討論到直接使用身體質量指數的研究，否則我不會使用它們；即便提到了，也都會用引號標註。

說了這麼多，但我並不胖，也無法代表胖的人發聲。我推薦你可以聽聽胖的人如何談論自己的經驗。但我在這本書裡會使用「胖」這個字，而借用《哈利波特》裡妙麗．格蘭傑的話：「對特定字眼的恐懼，只會提高我們對事物本身的恐懼。」我想道理在這裡也是通用的。

‧‧‧或許你的「飲食」方式就如邪教信仰

你是否曾經發覺，許多流行的減肥飲食法都變得像邪教一樣？我花了很長的時間才注意到相似之處，因為我自己就曾經身處邪教中，而邪教的成員從不會覺得自己是邪教。

無論你是否有宗教信仰，如果好好思考減肥飲食和宗教的相似處，以及它們在社會所扮演的角色，會覺得很有啟發。從不同的角度來看或許可能是好事或壞事，但我們的文化普遍變得比以前更世俗化，而「減肥飲食」填補了宗教過去扮演的角色。對許多人來說，減肥飲食成了新的宗教，而食物與體重則是新的道德標準。

若從比較正面的角度來看，宗教提供了社群、結構、儀式，並且試圖傳播仁慈、慷慨、靈性、治療、接納和慈悲的價值。從黑暗的角度來看，宗教的歷史始終在利用羞恥和教條，來激發我們「對他者的恐懼」，使我們排拒和我們不同的人。人們開始覺得「我們是唯一知道真理和道路的一方」。人們終於弄清楚了。我們的道路才是正確的，他們的是錯誤的。我們得讓那些異教徒皈依，讓還沒有看見光明的人了解自己的錯誤。

我們會利用這樣的道德優越性讓自己得到暫時的安全感。而長久以來，許多以宗教為名的事，其實只是為了人性最黑暗的部分提供釋放的出口，例如焚燒女巫和聖戰，或是不願意為生活方式相左的人烤蛋糕。

這和減肥飲食的相似處在哪呢？節食似乎能為我們帶來健康、結構、淨化、安全、補給、營養，有時甚至也滿足了環境的責任；還有最重要的，我們的人生似乎能因此變得更好。

然而，減肥飲食也助長了和引發聖戰相同的恐懼：我知道真理、道路。我們知道真理、道路，而你們不知道。我們的方式是對的，你們的錯了。我們的生活方式符合道德和公理。這樣的方式會使我們安然無恙，並走在公義的道路上。我要你聽見椰子油的好處，並且隨我走上椰子油的道路。我不吃穀物，因為我聰明、淵博而負責任。我知道關於植酸的一切，而你也該知道，因為你很胖，吃的東西都是不該吃的。

我們開始傳福音，散布好消息。或許有些奇怪，但我們同時也想透過減肥飲食來追尋救贖和永生。我們藉此說服自己是安全的，讓自己得到短暫的寬慰，因為我們至少做得比他們好。

這其實無異於將人性的黑暗面包裝在新的邪教外衣中。而我要告訴你，我也曾經是某些減肥邪教的成員。（大部分都是透過線上的減肥討論區。）我是個門徒！我傳播福音。我喝了有機的益生菌飲料「酷愛」。我付了入會費（三十美元買一罐生芽杏仁奶油）。我曾經苦澀而尖銳。我以為自己被精緻糖和食物成癮的惡魔附身。我曾經深陷其中，所以能提供第一手的經驗。

我知道信仰是什麼感覺。我知道為什麼會不認為自己身處於邪教。但我也知道為何會相信自己的減肥飲食是正確的，知道依循著計劃並真心誠意地期盼、相信著自己的渴望會成真，會帶給我們多大的安全感。

而這一切的源頭都是恐懼，對於未知的恐懼，對於有限生命的恐懼，對於不完美的恐懼。我們都害怕失去控制，害怕老化，害怕不再安全，害怕肉體的放縱。這很悲哀，很寂寞，使人孤立，卻是最真實的人性。

減重和美容產業（以及許多從我們的不安全感牟利的產業）最大的問題，在於徹底利用了我們的恐懼。他們希望我們相信自己不夠好，相信每個人看起來都應該是同一個模樣，相信自己需要他們的拯救。

因此，假如你內心的某個部分正看著我，期盼能變得和我一樣，或是正仰望著別人，那麼我希望你能注意到這樣的習慣。這個習慣是人性使然，每個人都難免，但卻沒有任何幫助。「成為別人」的渴望，正是讓我們萬劫不復的起點。

如果你能真心相信自己，隨著內心的想法放鬆和社交，在需要時能安靜獨處，那麼或許就是你最好的模樣了。這樣的你能覺得自然自在，也願意佔據空間，為自己出聲，為自己冒險，發揮創造力，並且願意接受混亂和不完美，在各方面都變得更快樂。

有些人在面對「去他的飲食法」時會有些遲疑，因為他們不確定能不能喜歡真正的自己。他們不確定真正的自己是否特別、有趣，或是具備足夠的吸引力。我完全理解，畢竟這麼想很可怕。這都要感謝媒體所傳遞的邪惡訊息，以及所有的公主童話故事、家庭觀念、失衡的人際關係、其他缺乏安全感的女性，或是減重、藥品、時尚、美容等產業。我們很難去相信自己真實的模樣沒有問題，不需要為了討好其他人而做出改變。在往後的篇章，我們會再更深入地討論這些概念。

我希望你能脫離減重飲食的邪教，重獲自由，但我無意對上帝不敬。我對於精神靈性方面，或是「任何用來代表神靈的詞彙」都很熱中，但要小心教條。假如你開始感受到恐懼、批判，或出現高人一等的優越感，那就代表事情不妙了。

我也得提醒你，假如有任何人（甚至可能包含未來愚蠢的我）開始讓「去他的飲食法」變得像邪教一樣，那麼你要牢牢記住：你是自己的主人，請好好聽從你的直覺。

減肥飲食大揭密

在我的「去他的飲食法」頓悟之前，我嚴守原始人飲食法，一直逼自己吃更多的香蕉。幾個連續假日期間，我每天大吃原始人飲食法的薑餅和南瓜派（是用胡桃南瓜和蜂蜜做的）。

十年來，我的生活模式一直如此。我會虔誠地遵循某種減肥飲食好幾個月，然後發現自己總是餓著肚子，腦海裡只想著食物。接著，我會開始善用「允許」的食物，幾乎都是在午夜時暴飲暴食。我會對自己感到憤怒不已，每天早上都試圖恢復自制力。最終，我會完全停止節食，因為沒有被治癒而心碎，也痛心於自己的暴飲暴食和食物成癮，於是走上另一種減肥飲食法。

而後我又犯了同樣的錯，體重又增加了，因為我甚至連原始人飲食法都無法遵守。如此合理、碳水化合物極低的飲食方式，我們的祖先顯然沒問題啊！振作一點啊，卡洛琳！

除了認定自己「食物成癮」外，我覺得自己一定還出了什麼問題，因為我在幾分鐘之內經過鏡子兩次，卻有著完全相反的反應。第一次時，我會想：哇！

我真的瘦了……怪了，我猜昨天晚上在床上吃的那些杏仁粉薑餅，並沒有讓我體重增加十磅。幾分鐘後，我經過同一面鏡子，卻想著：什麼？我怎麼體型這麼肥胖？老天啊！看看我的臉！而隔一天的早上：等等，等等，我看起來確實瘦了。搞什麼鬼？我覺得自己簡直瘋了。

我的頓悟就發生在一個月後。我看著浴室洗手台的鏡子，而頓悟就像雷電般擊中我。我領悟到，假如我不斷陷入這種循環，那麼和食物之間的失衡關係就永遠不會改變。假如我執著於變瘦的渴望，那麼一切都不會好轉。在那一瞬間，我清楚看見了節食減重在新陳代謝上的反撲，也了解到自己和體重之間的關係，正是所有痛苦的根源。

頓悟之後的一切並不容易，但頓悟時的決心倒是很簡單。我直覺地相信，假如我願意在過程中順服，一切都會朝最好的方向發展，無論是心理、生理和心靈層面。沒有人能對我保證一切會順利，但我在內心深處知道，假如我能勇敢擁抱重一點的體重，給予身體所需要的食物，那麼我將能獲得自由。

假如已經盡力嘗試了呢？

許多接受我協助的人，都已經很努力想治癒他們的飲食。他們嘗試過直覺飲食法，或是其他類型的「均衡就好」或「傾聽自己的身體」飲食法。他們歷經挫敗，甚至上網查詢了「為何直覺飲食法無效？」而後才找上了「去他的飲食法」。真的，絕大部分的人都是因為這個問題而連上我的網站。

假如你曾經透過放棄節食來治癒自己的飲食，卻沒有成功，最可能的問題出在你忽略了自己和體重間的關係，並試圖將直覺飲食轉化為某種節食減肥方式。大部分的人都以為，如果我們真的「憑直覺進食」，食量就會和鳥兒一樣小，自然變得苗條而快樂。因此，許多人試著治癒自己的飲食，卻沒有同時改變自己和體重間的關係，忽略了我們對進食的感覺其實和體重息息相關，這是最大的錯誤。

我最後的節食減重嘗試是原始人飲食法，而後就啟發了「去他的飲食法」。而那六年來，我一直以為自己是「憑直覺進食」。我以為直覺進食代表的是「合情合理的分量控制」，我以為我「成功」像「法國女人」那樣吃就是直覺進食。

然而這些全部都是披上漂亮外衣的節食減肥。

如今，我領悟到自己過去以為的直覺進食，其實焦點都還是體重，而無論我准許自己吃什麼，我仍懼怕著大多數的食物。我那時的直覺進食仍然只是嘗試著少吃一點，而這麼做注定要逆火反彈。

你才是主宰（終於）

想想各種節食減肥法給我們的各種暗示和承諾：假如你遵循這簡單的四個月計畫，你就能變成別人，變成更好的人。只吃生的食物，每天凌晨練習目視太陽，你不只會變得美麗，而且能超脫俗世。我們得到的承諾是，只要擁有很強的意志力，就能獲得完美的身體，並且終於以自己為傲。假如遵循著別人訂下的規則，一切就會變得完美而簡單。而假如鬆懈下來，體重增加，就應該以自己為恥。

「去他的飲食法」不會有這種承諾。你或許不會得到固有想法中的完美身體，但你會得到最穩定、最快樂的身體，沒有額外的壓力和忽上忽下的體重，也不會損害新陳代謝。為了達到這個目標，我們無法追隨其他人的法則，只能聽從自己的。甚至連我的法則都不行，因為我的目標是帶領你相信並遵從自己的直覺和胃口，不再承受體重控制和減重的荒謬壓力。

雖然我們可能已經不記得了，但在種種節食減肥之前，我們曾經知道該怎麼吃，也不會因為體重或食物影響對自我的價值，但這可能是我們很小的時候了。

接下來的這段旅程，不再需要嚴厲的控制、意志力和追求完美，而是要回到節食減肥之前，回到遠離了真實的自己之前，循著帶你來到這本書的路回頭。在節食減肥的路上，我們總是聽從其他人的期待和渴望，並且迫切地想要得到其他人的認同，卻完全忽視了自己。我們會努力想得到控制權，但卻仍然一如以往的悲慘而精疲力竭。

這本書將鼓勵你忘卻所有使你不再相信自己的事，並且重新學會種種可以使你重新相信自己的事。這也意味著，你的旅程將是你專屬的，一定會和每個閱讀者都不同。

我要強調，這本書並不是速成法，「去他的飲食法」本質上是人生和內心的徹底顛覆。這不是三十天的燃燒脂肪特輯，「現在你會永遠快樂美麗」；也不是「這華麗耀眼的口紅永遠不會褪色，你整個周末都會炫目迷人」。過程甚至可能令人害怕，畢竟我將會要你放下許多曾經帶來安全感和自我價值的事物。相反的，我將幫助你找到肯定自己的方式，超脫外表或想展現給自己和他人的模樣。

這本書其餘的部分，則會幫助你療癒和食物與體重的關係：該怎麼活出沒有節食減肥的人生。

「去他的飲食法」的旅程一共分成四個部分：生理、情緒、心理，以及在重新得到生命的主控權後，如何活得更好。說在前頭：因為是一本書，寫作時必須選擇先後順序，但這些步驟不一定得是線性的。如果是就好了，「去他的飲食法」就會簡單得多。如果能讀兩遍會更好，第一次按照順序看過即可，只記下自己的不同體驗；第二次則是慢慢閱讀，更深刻地思考和運用書中的練習。

但還是要強調，你才是老大，按照自己覺得對的方式來吧！

生理部分

在這一部分，我們將透過進食來反轉生理的限制和影響。這一部分的改變通常最快速，要讓身體脫離危機模式其實沒有我們想像的那麼困難或複雜。我們需要的只有大量的食物和休息而已。幸運的是，如果能脫離生理的飢餓模式，心理上對於食物的執迷成癮也將大幅改善。

情緒部分

接著要討論我們的情緒，而重要的是要回到自己的身體中，感受長期被忽略的感覺。我們將探討情緒化進食的本質，其和暴飲暴食的不同，以及該如何不加以限制地面對。我們也會提到另一種類型的生存模式：戰鬥或逃跑，而這種模式如何直接地連結到我們長期未解的情緒。正視自己不斷逃避或壓抑的感受，不只將改善我們和食物的關係，也能提升生命所有其他的部分。

心理層面

無論是否意識到，但我們已經吸收了許多關於進食、食物和體重的規則，而這都是於我們無益的。這些規則成了我們的信仰，進而影響我們的行為、想法和感受。我們的信仰對我們有著強大的影響力，而且總是在陰影處伺機而動。因此，我們將在這個部分學習如何覺察到自己的信仰。有許多工具能幫助我們降低信仰的影響力，讓我們能再次看清楚。哇！太棒了！

活得更好

我的終極目標是幫助你直覺地面對食物。一旦你找到自己面對食物的方法，就會有許多有趣的事發生。在最後的一部分，我們將聚焦在深層的休息、自我照護、界線、釐清自己真正享受的等等。我們將不再因為食物和體重分心，找尋自己真正想成為的模樣。

整本書裡，我也將分享五個重要的工具，在「去他的飲食法」之旅中為你指引方向。這些工具都非常簡單，不會花太多時間，卻能帶來很大的不同。不要被它們簡單的外表騙了，它們足以扭轉情勢。我希望你讀完這本書後，也將它們帶進往後的人生中。

然而，如果只是想著吃東西，或是想著放棄對食物的掌控，一切都不會改變。唯有開始實行，改變才會發生。

言盡於此，讓我們開始吧！

第二部分

How the Hell Do I Actually Do This?

所以到底該怎麼做？

生理部分

該如何開始「去他的飲食法」呢？

一、不要再限制
二、相信自己的身體、胃口和渴望
三、在往後的人生都享受食物的美味，正常飲食
四、（或許得）用體態不固定的身體來擁抱人生
五、嘗試有趣酷炫的新事物，好好享受人生

假如你能輕鬆達到這五點，我就不用再寫下去了。然而，我們卻對這樣的過程充滿恐懼和抗拒。我們可能已經花了數十年的時間認定唯一獲得快樂和健康的方式，就是精密控制食物和體重；因此，新的飲食法很快地就會帶給我們非常複雜的情緒。我們會深陷於舊有的模式，並激起舊有的恐懼，需要很大的幫助才能加以克服。我們有許多既定的想法和知識亟需拋棄。

讓我們從旅程中最具體的部分開始吧！先從生理層面下手，讓身體從各種限制的飢餓狀態中恢復。方法很簡單：**假如餓了，就吃東西**，如此而已。聽起來這麼簡單的一件事，但為什麼我們會如此抗拒吃下自己渴望的分量呢？有時

簡單的事反而更困難，特別是當我們得重新學習，改變固有的方式。

顯而易見的是，人們在飲食上的需求會因為各自的身體狀況和壓抑的程度而有所不同。然而，即便不認為自己有所壓抑，我們還是很可能渴望比自己預期更多的食物。最美好的是，我們不需要知道具體的量到底是多少，只需要跟隨自己的渴望和飢餓就好。

這個階段很棒的一點在於直白，我們會將解藥握在手中，並且吃下肚。我們會讓自己和食物的關係恢復中立，不只是想想而已，而是真的吃下去。我們得提供身體所需要的：真正的養分和休息。假如你覺得這個建議瘋狂又不負責任，再仔細想想吧：有人要你餵飽自己，聽從自己的飢餓感，並且相信自己的身體，這真的很偏激嗎？真的？

在生理的部分，我們會體驗到具體有形的進步，並很快地感受到進食和休息所帶來的好處。

工具一

接受食物

沒錯，我們就是要從這麼基本的地方開始。接受並吃進食物是這本書中最根本的基石，也是人生最重要的基礎。只要感到飢餓，我們就必須接受所有的食物，直到我們的身體、直覺和渴望能引導我們進食，而不再受制於飢荒反應和恐懼而飢餓的內心。

我知道「吃就對了」聽起來和所有推廣正念飲食的老師說的都不一樣，但我想教你的也是正念飲食，只要你感到飢餓或不飽足，就不可能維持正念或內心的平和。這是心理學最基本的概念，也就是由馬斯洛所提出的需求金字塔。食物和休息是兩項人類最基本的需求，假如連存活的需求都沒有滿足，我們幾乎不可能真正關注人生的其他部分。[26]

往後的人生你都必須每天進食，而且一天數次。假如你餓了，代表你需要吃東西。才剛吃完點心又餓了？很棒！意思是你需要再吃一點。無論你已經吃了多少，只要餓了就要吃，這是飢餓感的意義，也是人類活著的本質。

我說吃東西時，對象絕不只是明顯讓自己餓過頭、營養不良的人，也包含了每一個對食物過於執迷的人，無論你多麼暴飲暴食、體重多重、體型如何都適用這項工具。是的，我說真的。無論你偏向節食或過度進食／暴食的那一側，都可以使用這項工具。暴食是我們對於飢荒狀態的本能反應；因此，唯一的答案就是確保自己透過進食獲取足夠的養分。

進食將治癒我們的生理和心理層面，而且是唯一能兼顧的方式。我們的新陳代謝會因為節食而受到損害，唯一的解藥就是進食和增加體重。

當我們大量進食時，請記得不代表身體失控了，身體這麼做是有目的的。吃東西吧，就這麼簡單而已。

免責聲明：

這本書無法為任何人的個人健康需求負責。舉例來說，假如你罹患糖尿病、乳糜瀉，或是嚴重食物過敏，那麼當然不應該吃不適合的食物。若出現任何身體不適，都應該尋求醫生診療。我推薦《各種體型的健康：關於體重的驚人真相》這本書裡深獲好評的醫生及營養師，以及非節食減重導向者，由於他們對體重保持中性觀點，才能提供您所需的支持照護。

醫生為我們服務，而不該是相反的情況。因此，找個能在我們重新學習食物和體重的關係時，提供我們健康支持的醫生吧！

體重的神聖角色

我知道你在想什麼……或許，我在嘗試的過程中不需要吃太多，體重也不用增加。把這種想法趕出腦海吧，我會盯著你的。

對增重的抗拒註定會使我們原地踏步，這是許多人一籌莫展的原因。我知道你希望我可以告訴你，你的體重到底會發生什麼事，但我做不到。我無法預測你的體重會如何變化，最多只能說你的體重曲線或許會看起來和過去差不多，因為我們都有既定的體重基準範圍。決定體重基準範圍的部位是下視丘，也負責控制我們的進食和活動習慣，以及新陳代謝的效率，使我們的身體維持在最安全也最健康的體重。體重基準點在任何族群間都不同，並不是我們所能掌控的。[27]

體重從來都不是我們的錯，我們能做的除了照顧自己和好好吃東西之外，其實就沒別的了。在施行「去他的飲食法」的初期，我增重了一些，但速度和總量都沒有我想像的那麼多，而且到了某個點之後就停止了。我繼續吃，但我的體重不再增加，因為我已經達到體重基準範圍的極大值。隨著飲食和新陳代謝的正常化，我的體重甚至稍微降低了。將近周年時，無論我做什麼或吃什麼，無論運動與否，我的體重都不再改變，往後的七年也都是如此（除了季節變換或荷爾蒙分泌造成的巧妙影響）。我的身體會照顧好自己，而我的人生已然改變。

大部分選擇「去他的飲食法」的人都會先經歷體重範圍的最高點，但不需要努力嘗試，最終會緩緩降回中間值，並且保持穩定。這意味著，假如你的體重經歷過三十磅的起伏，「去他的飲食法」大概會讓你維持在相同的範圍中，如果起伏的範圍是八十磅也一樣。我知道這樣的真相很苦澀，難以下嚥；但你要記得，節食才會不斷使你的基準體重提高。當你試圖控制體重時，卻是在鼓勵身體增加更多的體重。因此，如果你害怕提高體重基準點，不妨就用此來勸告自己停止節食吧。

在特定的時期，人們的體重會自然起伏增加，冬天就是個例子。與其恐慌對抗，順其自然反而更安全。我們傾向認為體重的增加代表身體有什麼不對勁了，而且會不斷增加下去，於是立刻開始節食減重；然而，你的身體很清楚自己在做什麼。

矛盾中的矛盾是，唯一終止惡性循環的方式，就是讓自己的體重增加。我說的不是只增加到自己認為可以接受的程度，而是真正的臣服，「去他的！」選擇聽從自己的身體，把體重計丟到窗戶外，把減重飲料沖下馬桶（還是不要好了，丟到垃圾桶就好）。

你回復正常的速度會比想像中快上許多。越快相信身體，就會越快穩定下來。這可不是什麼無稽之談，而是有生物學理論背書的。體重的基準範圍主要是由基因決定，生活方式造成的影響很小，而節食卻可能將基準範圍提高。[28]

基本上，想要完全控制自己的體重只是幻想。當我們以為得到控制時，其實不過是即將面對下一波反撲而已（暴飲暴食和復胖）。這是我們的天性，數千年來的人類都是如此。試圖壓抑改變生物本能終是徒勞無功。

增重不只是修復新陳代謝重要的一環，在情緒上也有重要的意義。我們都必須正視對於體重的恐懼，必須學習在體重高時仍然快樂圓滿，學習接受那樣的自己，並且放下對於「體重增加」代表意義的恐懼。我們必須在體重較重時仍願意打扮自己，必須學習在任何體重都看見自己的價值。這是最重要的。

我希望你想像在施行「去他的飲食法」後，體重沒有絲毫增加。聽起來或許很理想，事實卻不然，因為你將持續活在恐懼中，擔心著萬一體重增加該如何是好（增重無法避免，每個人都可能經歷疾病、懷孕、更年期、腳踝骨折等等，畢竟我們不是機器人）。我們不斷害怕著變重，害怕變重後人們對我們的想法和態度，也不知道該如何面對那樣的自己。這些潛意識中的能量會影響我們的飲食，以及我們對於生命和身體的感受。

許多接受「去他的飲食法」的人一開始都希望體重不要受到影響，卻漸漸發現這個希望只會使他們的進度停滯。當他們決定讓體重按照需求發展時，一切都不同了，他們感受到了更強烈的自由。這不只是因為他們面對了恐懼，並且讓自己的胃口真正恢復，也因為他們親身體驗到體重不會無止盡地增加。體重會自然停止，而胃口則恢復正常，無論你的體型在光譜的哪一端都是如此。因此，無論天生較瘦或較胖，都必須接受過程中的體重增加，請相信這將使一切都發生改變。

一位學生和我分享：「我從沒想過自己會這麼說，但我很感激體重增加了。從實行『去他的飲食法』之後，我的體重增加，體型也改變了。驚喜的是，我不再只能接受比較瘦的自己（不難想像，以前的我完全不能接受自己）。我真心感激自己能挑戰這樣的限制，真正發現自己任何體型都可以很好。這徹底改變了我，讓我更加快樂。」

我知道我們都恐懼其他人對我們體重的想法，但即便是喜歡評論他人體重的人，也不是真正在乎你的體重。他們想著的還是自己的體重。重要的是你對於自己的體重有什麼想法，而幸運的是，這是你可以改變的。我們必須接受增重這件事，才能真正享受「去他的飲食法」所帶來的自由，沒有其他的方法。假如你現在還無法接受自己的身體，那麼至少先接受未來可能會接受吧。這會是個好的開始。

整本書裡，我會分享一些書寫的練習和小活動，來幫助你吸收書上的觀念，運用在日常生活中。不要想太多，隨興進行就好了。

體重是中性的

寫下至少五個理由說明為什麼真正重要的不是體重。

舉例來說：「我的阿姨一直都很胖，而大家都喜歡她，她也是知名的畫家。」「我的身體在節食減肥前比較健康。」「我的體重並不是資格考試的題目，代表體重不會影響我的工作能力。」「人生中最快樂的感情發生在我比較胖的時候。」這都只是舉例而已，我的阿姨並不是胖胖的畫家。

例子可以是自己的人生經歷，或是這本書裡的，假如能超過五個就更好了。

我們不是車子

我們不是機械，也不是機器人，我們的能量系統和機器完全不同，事實上要更複雜得多了。經過漫長的演化，我們的新陳代謝會在進食不足的時候減緩。假如真的理解新陳代謝調整的目的就是為了在察覺到資源受限時，努力保持體重，那麼就不難明白，任何卡路里的計算都是沒有意義的白工。

我們的身體會試圖保存能量，並驅策我們進食。因此，任何形式的限制都只會讓我們對食物更執著，感到更飢餓疲憊，體重增加的速度也更快，而一切都是為了救我們一命。這些都是新陳代謝緩慢的徵兆。

雖然我們不是汽車，但我還是想用汽車來比喻：想像進食就是「加速」新陳代謝的引擎，添加燃料。當我們吃東西時，新陳代謝就會提高，等於是允許甚至鼓勵新陳代謝加速來消化吃下的食物。吃得越多，就越能驅動新陳代謝的速度；吃得越少，新陳代謝為了儲存救命能量，就會越緩慢。

身體所需要的是進食和休息，如果這兩方面都能盡量滿足，身體就會知道沒有受到任何限制。如此一來，身體只會在下一次飢荒／節食時才增加體重。

我們必須讓身體知道現在很安全，可以將新陳代謝加速回正常模式，漸漸脫離自保的能量儲存模式。

如果我們在飢荒後重新餵飽自己，體重最終會穩定停留在最適合的範圍，而食慾也會恢復正常，不再難以滿足。我們也會擁有更真實的能量，更願意去走走，更樂意移動身體；這樣的意願並非出於對肥胖的恐懼或壓力，而是發自內心地想要動一動。

慢性疲憊是許多節食減肥者共同的經驗，而他們完全不知道原因正是對於健康飲食的過度嘗試。我的學生黛安娜說：「我憎恨運動。運動只是件枯燥的苦差事。我在這幾年裡看了好幾個專業人士，想知道自己為什麼會這麼累、這麼有氣無力，但沒有人知道。最後我才發現，自己只是需要吃東西而已，要吃很多。」

卡路里計算另一個無效的原因，是每個人的身體對於相同的食物所能提取的卡路里量都不同，而是取決於消化系統的健康與否。消化越好，就越能善加利用攝取的卡路里；消化越糟，能從食物中取得的卡路里就越少。對節食減肥者來說，消化的卡路里變少聽起來似乎是件好事。這麼想就大錯特錯了，消化不佳和卡路里吸收量低對健康沒有任何好處，因為卡路里不是越低越好。

假如你擔心自己的新陳代謝到底痊癒了沒，我想提醒你，無論是否痊癒，最重要的還是進食。進食和休息才能使受到壓力或抑制的新陳代謝恢復，而進食會使健康的新陳代謝維持健康。假如你覺得餓，吃就對了。會覺得餓是健康的，食物將幫助我們維持和修復器官與肌肉。假如你仍處在資源限制、新陳代謝抑制的情況，進食是唯一能讓新陳代謝提升，回復正常健康狀態的方式。

飢荒邏輯

假如你剛歷經飢荒，你認為需要多久才能重新餵飽自己？幾個月？一年？由挨餓受限的時間長短決定？

你要怎麼知道一切都恢復正常了？

我們對飢餓的恐懼

你是否會預防性進食，確保自己永遠不會覺得餓？你是否害怕暴飲暴食的衝動隨時來敲門？你是否覺得如果沒有餓到前胸貼後背，就沒有資格吃東西？如果吃完了餐點還覺得餓，是否會令你驚慌？如果吃完時覺得飽了，是否令你驚慌？你是否總是焦慮地塞下更多食物，因為你害怕再也沒辦法吃東西？這些都是恐懼和習慣影響我們正常飲食的例子。

當我成為紐約大學的新生時，我是個生機飲食者。我屬於音樂劇場學程的一分子，這也使我對體重的執著更加走火入魔。但比起演員的身分，我更認同生機飲食者的身分。我非常執著，到了神經質的地步，花了大量金錢購買脫水的生機食品和腰果醬點心。

每天一小時的午餐時間，我會花二十分鐘走到西村區的生機健康食品店，再花二十分鐘走回學校。我會用剩下的二十分鐘吞下難以消化的沙拉和撒著奇怪堅果粉的點心，再拖著虛弱痛苦的身體繼續下午的演戲課程。

上課時，我的胃裡都是無法消化的芽菜和高麗菜，而我清楚意識到自己的皮膚狀況糟糕透頂。為什麼生機飲食沒辦法像宣傳的那樣讓我的皮膚閃閃發亮？

我以健康為名，讓自己的身體經歷了各種強烈而瘋狂的節食減肥，但生機飲食或許是其中最極端的。那年聖誕節，我帶了木瓜參加聖誕大餐……而我整個晚上就只吃了那個木瓜。當家人和朋友問我打算這樣吃多久時，我真心地回答：「永遠。」生機飲食其實進行得很不順利，但我不能放棄，我得說服自己一切沒問題。我也真心相信，得到治癒和成果只是時間的問題。

一個月之後，我在芭蕾課謊稱自己生病，實際上卻是喝了淨化身體的果汁。而我早已是生機飲食者，這就像是淨化中的淨化。我喝的是無糖的淨化果汁，意思是連續好幾天，我只喝十二美元的小黃瓜和羽衣甘藍菜汁。我全身發冷，虛弱不堪，所以只能靠著鏡子坐著看其他人練習。但我絲毫沒有罪惡感，因為我深信自己再過幾天就能完成排毒，解決所有的健康問題。

我從沒有正式由醫生診斷為飲食障礙，因為我從未瘦到引起別人的關心，也總是能欺騙自己，我只是個「健康狂熱者」。這並不代表我的飲食沒有障礙，但根據我們文化對飲食障礙的定義，我的程度顯然還不夠。醫學上有哪個專有名詞能形容「我他媽的滿腦子只有食物、節食減肥、體重和毒素」嗎？

多虧了生理本能，我的身體在淨化後的日子裡，努力想彌補錯失的卡路里，而這是淨化大師們明確警告不准的。他們會說：「淨化完的幾天裡只能吃柳丁。」**很抱歉，你說什麼？**對我和大多數人來說，要不暴飲暴食是不可能的。

身體對飢荒的本能反應就是暴飲暴食。假如真的反抗成功又會如何呢？這種情況稱為厭食症，或是嚴重的飲食障礙，因為生理的本能已經受到壓抑。但這也是我從不認為自己有飲食障礙的原因：我他媽的沒辦法停下來不吃。

我們的身體本能地害怕飢餓，在荷爾蒙層面也是如此。當我們吃得不夠時，荷爾蒙分泌的飢餓素就會上升，讓我們感到格外飢餓，並且使新陳代謝減緩來保存能量，直到攝取了足夠的食物為止。我們的身體試圖防止我們吃的更少而死亡，因此希望我們對食物更執著，吃下所有能弄到手的食物。身體需要我們努力避免長時間的飢餓，這是任何物種存活的方式：以吃飽為第一要務。

從許多角度來看，飢餓似乎都成了我們的敵人。而這不是毫無憑據的，因為減肥書本和訓練師都把飢餓描述成我們要努力排除的問題。隨時都很餓？那是因為你吃的食物不對！根據我的科學方法來規劃飲食，你就一輩子不會再餓了！因此，飢餓對我們不再只是生理上的不舒服和恐慌，更讓我們聯想到暴飲暴食，覺得自己的人生徹底失敗。

讓我們花點時間想想，不會感到飢餓的人通常都是虛弱重病者。缺乏飢餓感可不是個好徵兆，而代表身體出了什麼錯，甚至可能大限之期不遠矣。然而，我看了數不清的減肥書籍，幾乎每一本都承諾讀者，總有一天能不再感到飢餓或渴望食物。書本傳達的訊息如出一轍：你的飢餓會破壞你對健康和美麗的努力。這將使你和自己的身體失去連結。我的意思是，假如連自己身體的訊息都無法相信，那你還能相信什麼？假如我們的目標是無欲無求，乾脆去吸古柯鹼吧，那麼就永遠不會再感到餓或累了。或許海洛因也不錯，可以讓我們不再有任何感覺。別再當人算了。節食減肥和毒品，把所有健康、正常的身體功能都麻痺掉。我們到底在幹什麼啊？

脫離飢荒模式大概就是我們離「不餓」最近的時候，而這已經很足夠了。基本上，我們要讓身體不再害怕沒有食物。我們還是會覺得肚子餓，但不會再那麼強烈或失去控制。如今，我知道肚子餓的時候，我擁有充分的自由和義務，必須吃下自己覺得想要和需要的分量。假如你對飢餓有著任何類型的恐懼，都能透過持續、充分的進食來治癒，很神奇吧？

當我們的身體能預期並允許更多、更穩定的進食，不再受到任何規則限制，那麼身體和心理對於進食就更能保持冷靜。當我們持續讓自己吃東西，就會學到飢餓是很正常的日常現象，是可以妥善面對的。

當我們飢餓時，就應該去吃東西，就算吃飽也沒關係。當我們吃完以後，如果還感到飢餓，就代表吃得不夠多，就這麼簡單。如果因為過去不能吃的恐懼而硬塞進許多食物，那也沒有關係，因為這些都是學習的一部分。我知道這聽起來簡單得像假的一樣，但強迫自己過度進食的症狀反應的是過去的規矩和恐懼，代表我們還擔心著食物不夠，或是隨時要開始下一波節食減肥。因此，讓身體知道不會有下一次吧。肚子餓不代表我們失敗了，我們的目標不是抹滅飢餓，而是和餓的感覺做朋友。

過去的許多年來，我一直相信飢餓是我一生最大的敵人；如今，我知道飢餓是個好朋友。然而，某種角度看來，飢餓的確是人生的大敵。如果忽略了飢餓，我們很可能會因此而死……所以，不要再忽視飢餓了。

我與飢餓的關係

我和飢餓的關係是什麼？我對飢餓的想法、恐懼、期望又是什麼？我認為飢餓是什麼？我如何試圖操控飢餓？寫下任何浮上腦海的想法吧。

節食減重的鐘擺

每一個力的作用，都會有力量相等而方向相反的反作用，這可是天殺的科學，也是節食減重和反撲的運作方式。鐘擺一定會擺盪，我們注定會渴望大量的食物，不可能從節食直接回到完全正常、輕鬆的進食，絕不可能。我們的大腦沒辦法轉換得這麼快，身體也需要「過量」的食物才能治癒、修復，恢復正常。我們幾乎必定會經過一段時間的飢餓，想要也需要更多食物，而這段時間可能比我們願意接受的更長，甚至讓我們為健康擔心。而我們必須完全接受這些。

你或許會覺得自己早就吃太多了，卻驚訝甚至厭煩地發現，你又覺得肚子餓了。你或許會塞了滿肚子食物，但不確定自己到底飽了沒。你會覺得自己快要瘋了，但這都是正常的，而且一定會過去。鐘擺一定會恢復正常。

我要再澄清一次：「去他的飲食法」的目標不是治療你的食慾，讓你不再想到食物。重複：目標不是讓人不再覺得餓。在我們往後的人生中，好吃的食物都應該是生活的一部分。

但請記得，如果讓飢餓和渴望的鐘擺擺動，我們將有一天不再對食物想太多。因此，接受這樣的擺盪吧。我們越是抗拒，只會讓自己越悲慘，也讓整個過程越停滯不前。假如一味抗拒自己的飢餓和渴望，只會使過程暫停，而改變永遠不會發生。抗拒飢餓不是正確的答案，擁抱才是。

我們對擁抱和接受飢餓的恐懼大概是如此：假如我對飢餓屈服，飢餓就會控制我的人生，我將永無寧日，把整個世界都吃下去然後爆炸。參加喪禮的人也只會不屑地翻白眼而已。但你不會把全世界都吃下去，也不會吃到自己爆炸，因為你又不是無底洞。這些法則在你身上一定也適用，就算你一輩子都食物成癮也一樣。事實上，你之所以會食物成癮，正是因為你極力控制食物的攝取，而解藥則是完全的解除限制。

肚子餓就要吃

另一個將人們引導到我的網站的關鍵詞是「我太餓了該怎麼辦？」嗯……

你覺得呢？我們會想著如何擺脫飢餓，卻不去吃東西，仔細想想其實很荒謬。如今，有太多人懷抱錯誤的想法，覺得飢餓是很糟糕的問題，得用食物以外的東西來解決。然而，無論是用比較小的盤子來吃飯欺騙大腦、用水或咖啡因填肚子，或是嘗試新的藥草來壓抑食慾，都沒有用。唯一的答案就是：吃東西。

所有的節食減肥法都要我們堅強對抗飢餓，但我認為事實剛好相反：感到飢餓時，我們不但可以吃東西，也應該吃東西。這雖然是生理上的常識，但我們必須花一些時間向自己證明，我們將來會回應身體的飢餓呼喚。除非已經充足進食了一陣子，否則要求身體和神經鎮靜下來實在有點勉強。

假如你餓了，想吃東西，就應該吃，即便你認為自己已經吃太多了也沒關係。真的就是這麼簡單而已。

這麼說來，只要一覺得餓，就得立刻吃東西嗎？不，你不需要做任何事。但一開始，你會需要向自己證明，無論如何你都願意餵飽自己。隨著時間過去，你會知道也相信自己會餵飽自己，而等到比較方便時再吃也就不成問題了。

飢餓不是身體出問題的警訊，飢餓只代表我們需要食物。一位讀者聯絡我，說：「我的同事剛剛問我：『我已經喝了兩公升的水，為什麼還覺得餓？』我告訴她得吃點東西，她看我的眼神就像我長了兩顆頭。更糟的是，我們是健康照護的專業人士……」

有太多人對飢餓和健康抱著錯誤的觀念。如果將飢餓視為某種問題，將會損害我們與食物和身體間的關係。因此，假如你仍覺得一天中有特定的時間不該吃東西、起床就要立刻吃東西、起床要等一下才能吃東西、吃完東西要過一陣子才能上床睡覺……這種種規矩都可以丟到垃圾筒裡了。我希望你敏感地察覺自己所有關於吃東西應該如何的念頭。

實行「去他的飲食法」的前三年，我每一天半夜都躺在床上吃一大堆東西。因為我從來不知道該怎麼調整生理時鐘，讓自己早一點肚子餓……不過這已經不是問題了。我選擇相信並順服自己的身體，肚子餓的時候就吃很多，而我剛好都在睡覺時間肚子餓。看看我現在狀況多好吧！（真的很好！）

幾年之後，一切都轉變了。我不再需要在睡覺時間吃很多，有時甚至完全不會餓。但整個過程需要很多時間和信任，改變才能自然發生。

我不是希望你和我採取一樣的行動，只是想告訴你，就算其他人都阻止你也沒關係，因為這可能會讓你的人生改善一千倍。其他人的規則一點意義也沒有。我希望能根除所有對於食物的罪惡感和鑽牛角尖，因為這些毫無幫助也沒有意義，只會造成反射性的進食。你已經花了好幾年的時間試圖控制本能的飢餓，該是餵飽自己的時候了。

直覺和正念飲食的大師們會堅持，你只能在肚子餓的時候吃東西。雖然我也同意餓的時候吃東西真的比較愉快，但「只有餓的時候才吃」可不是「去他的飲食法」的規矩。

你知道假如你相信不餓就不能吃東西，會發生什麼事呢？你會開始對飢餓鑽牛角尖，對於到底怎樣算是「可以吃」感到無所適從。對於在不餓的時候吃東西，你會開始感到困惑，然後是壓力和否定，接著陷入兩難的處境。你會感到罪惡，因為你「不應該」吃東西，惡性循環於焉開始。

肚子不餓的時候吃東西並不犯罪，甚至根本不是問題。對於正常看待飲食的人來說，不餓的時候吃東西也很常有。可能你的同事做了餅乾，剛好在午餐後請你吃。你肚子餓嗎？不。你還會吃嗎？當然，這沒什麼大不了。飯後吃生日蛋糕或其他特別的點心、嘗嘗其他人的食物、晚餐吃得比平常多一點、吃晚餐前先吃點東西墊墊肚子，這些都是正常的飲食方式，而通常吃的時候你肚子都還不餓。

和其他節食減肥法不一樣，**「去他的飲食法」希望將所有的進食情況都中性化，不再成為壓力的來源。越是不對食物鑽牛角尖，就越不會搞砸，也越不**

容易陷入反射性的進食。當我們肚子飽了，對食物的看法也不再偏激，就會發現在不餓的時候吃東西其實沒那麼棒，反而會讓我們覺得有點麻痺和不舒服。在不餓的時候吃東西如果越沒什麼大不了，也就不能帶來什麼刺激感了。

事實是，如果對食物看法中性，我們並不會想在肚子飽的時候吃東西。但再重複一次，真正的直覺進食不需要依賴飢餓量表判斷自己肚子餓不餓，而是靠著直覺和衝動知道該吃東西了，只要吃飽了就很容易停下來。這是強迫不來的，必須讓相信直覺的過程自然發生，唯一能做的就是吃東西。然而，在改變自然發生之前，我們得先讓自己對於不餓的時候吃東西感覺好過一點。

很多人告訴我：「但我的問題是，我總是在肚子不餓的時候吃東西。」如果你覺得這是你最大的問題，其實不餓的時候吃東西只是對某些事的焦慮反應。而最常見也最主要的肇因就是食物限制。因為害怕無法取得自己想要的食物，害怕自己不允許自己吃想要或需要的東西，害怕隨時得面對下一次的飲食控制或節食減肥，潛意識地害怕未來某一刻會極度飢餓，只好在還不餓的時候盡量多塞一點食物到肚子裡。

因此，在開始其他部分前要先做什麼？**允許自己在任何時間吃任何東西，就算肚子還不餓也沒關係**。是的，我知道這聽起來很瘋狂，但我不在乎。這是唯一有效的方法，是唯一能讓我們輕鬆正常地看待食物的方法。

我知道你在想什麼：那情緒化的進食呢？是的，人們可能會為了逃避其他感受，而強迫性地吃東西。別擔心，我們會在情緒的章節討論這一部分。但請記得，我們無法用控制飲食的方法改善或治癒「情緒化進食」，限制是不會有效的。

我們必須面對痛苦的源頭，而不是痛苦造成的症狀。我答應你，我們很快就會有許多關於感受和情緒的探討，就快了！但如果嘗試停止進食或「情緒性」的進食，只會讓你回到限制飲食的循環裡。食物限制對情緒性進食永遠不會有幫助，所以第一步還是擺脫限制。

對於食物限制的恐懼可能會造成強迫性或情緒性的進食。只要你還對不能吃東西懷有絲毫的恐懼，你就注定會強迫性地吃東西。無論你感受並面對了多少情緒，或是變得多麼正念都沒有幫助。只要還在生理上或潛意識中害怕著下一次節食減肥，我們就不可能將強迫性進食的其他原因獨立出來改善。唯一的解答就是向自己的身體和心理證明，不會再有飢荒或節食，而要這麼做只能透過吃東西。

我知道你很害怕訓練自己在不餓的時候吃東西，而且一直吃一直吃，直到體重突破五百公斤後死在自己的床上。但事實剛好相反。你已經訓練自己在不餓的時候吃東西了，因為你潛意識地害怕無法輕易得到食物。你已經無意間訓練自己與食物維持著失衡的關係，而吃東西是唯一脫身的方法。

珍娜特寫信告訴我：「上個星期，我體驗到從未有過的食物中性感。我的朋友想在墨西哥捲餅後再吃點冰淇淋，而我已經吃飽了，並不想再吃。但我還是買了，雖然不餓也吃了一些。接著，我做了自己都很訝異的事：我沒吃完就把剩下的丟掉了。我不想再吃了。沒有壓力，沒有想太多，沒有罪惡感，只是……覺得沒什麼。我都不認識自己了。」

另一個名叫露匹塔的學生告訴我，她最近到住家附近的餐廳吃晚餐時，覺得很開心地吃飽了。她自然而然地停了下來，覺得肚子真的飽了，不需要更多食物。這對她可是很大的改變。接著，餐廳的人送來一份給常客的免費甜點。「如果是以前的我，一定會情緒失控。我可能會拒絕，然後覺得自己很沒禮貌，也可能會充滿自責地吃下去。但這一次，我先生和我都吃了很多，真的吃飽了。即使如此，但我第一次了解到吃飽了也沒關係。我不覺得害怕或罪惡感，事後也沒有因此而暴飲暴食。這樣的改變真不可思議。」

〇

肚子不餓時吃東西

在這個星期中，每天至少都要在肚子不餓時吃東西一次。我不在乎你吃多少，不在乎吃的時間、地點、原因或方式。只要是肚子不餓時吃就好，然後觀察一下這帶給你什麼感受。

肚子不餓的時候吃東西，告訴自己只是食物而已，沒有什麼大不了。我知道這個練習聽起來非常不負責任，但如果你真的嘗試了，就會發現不餓的時候吃東西……真的沒什麼。當你允許自己不餓的時候吃東西，有時候還挺有意思的。

•••正念飲食的陷阱

傳統的「正念飲食」最大的重點是：在吃東西的時候極度緩慢地關注自己，並且要帶著覺察和自己的身體完全同步。關鍵通常在於放慢速度，如此才能覺察肚子餓、吃東西和吃飽後的感受。

仔細想想，直覺的進食不需要這麼慢。雖然只要憑藉直覺，但教導時卻通常要透過緩慢、正念的飲食。正因為如此，「正念飲食」和「直覺飲食」兩個詞通常是可以互相代換的。

而「去他的飲食法」就和字面上的意思一樣，去他的。真的。直覺和正念飲食法讓我掙扎不前長達六年，但「去他的飲食法」卻幫助了我。正念飲食法很緩慢，所以很容易被飲食障礙者當成另一種強迫限制飲食、控制身材的方式。假如我吃得很慢很直覺，一定能用最完美的方式吃，一切都會變得很美好。我會變得美麗又人見人愛，或許還能嫁給王子，永遠像明星那樣苗條，誰知道呢？誰知道。

別管慢慢吃、直覺或正念地吃了。我一次又一次地見證，「去他的」才是直覺進食最簡單也最真實的方法。無論是吃東西的速度很慢、想像明星一樣，或是專注在吃東西時身體的感覺其實都沒有錯。正念和直覺飲食在理論的層面都很棒，但是如果要讓只想變瘦的人正念飲食會如何呢？糟了，不只沒有效果，更會替他們多加一條吃東西的規則和一次強烈的反撲。正念飲食終將悄悄成為另一種需要對抗的節食減肥法。

有時候正念飲食法會宣傳「衡量飢餓」，量表從一到十。但我刻意不教也不推薦這些。我們並不需要飢餓量表來告訴我們餓了沒有。「去他的飲食法」最終的目標是讓我們正常飲食，並且吃自己想要吃的。我們可以聽從自己的渴望，甚至衝動也沒關係，不需要想太多。我們也可以吃飽，體重增加一些，讓生理的過程自然發生，而不需要對食物斤斤計較、鑽牛角尖。

試圖緩慢並完美地進食只會有反效果：我們很容易過度執迷，陷入鑽牛角尖和怪異飲食習慣的漩渦，而且一定會開始暴飲暴食。我曾經好幾年都以為自己是直覺飲食，卻猛然發現自己從頭到尾都只執著於體重而已。我以為的「直覺進食」只是另一種節食減肥，這可以說多虧了《法國女人不會胖》這本書。我一度期待自己可以學會優雅高貴地吃，然後變得嬌小美麗。

我曾經吃任何東西都非常、非常緩慢，緩慢到怪異的地步。我吃很多優格，吃得非常緩慢。我會讓自己在兩餐之間挨餓，還很害怕糖分，也喝了一大堆咖啡和一大堆葡萄酒。我動不動就哭。我也常圍一大堆圍巾，不過這不是重點。

重點是，我以為自己吃的是自己想要的，以為自己的所作所為都很「直覺」，但我其實還是在批判和控制分量。《法國女人不會胖》同時也鼓勵我們不要吃完一整條香蕉，吃半條就好。顯然香蕉的大小近年來過度膨脹，吃一整條太多了。真是荒謬。

和朋友們一起去吃冰淇淋時，我會買一小碗，如果吃了太多口就會覺得惴惴不安。等等，我不確定法國的女人會把這些全部吃掉？我想我的飢餓程度只有五而已……是啊，真的非常直覺。

在幾次偽直覺飲食之間，我還是會回到更嚴苛的節食減肥法。你知道為什麼嗎？因為我有時還是會暴飲暴食，我還是會「失控脫軌」，會發狂似地吃掉一整條香蕉，然後是一整盒早餐麥片和一罐花生醬。我會反抗我的完美法式直覺飲食法，因為還是有東西讓我對抗。

還有另一個出錯的原因：我的生活目標仍然是變瘦。我所做的每一件事都是出於變瘦的渴望。即便當我以為自己在學習直覺飲食時，目標仍然是減輕體重。因此，我的飲食仍受制於潛在的規則，試圖吃的越少越好，讓體重變輕。

讓我徹底改變的原因是，我了解到對於瘦的執著讓我的飲食變得亂七八糟。我們不應該一輩子害怕食物和體重。我們都是他媽的成年人了，早餐根本不該只吃水煮蛋，午餐也不能只吃沙拉和健怡可樂。

不要再鑽牛角尖或慢慢吃了。這些規矩只會控制我們，使我們的飲食永遠失調，不可能學會真正的正念或直覺飲食。我們必須一頭栽進食物，無論自己想吃什麼、吃多少，也先別擔心自己的「飽足程度」。

在新陳代謝正常的情況下，如果食物供給充足，沒有任何限制或奇怪的細嚼慢嚥規矩，我們就能自然地正常進食。一旦我們的身體和心理對食物不再偏執，就能開始直覺地進食，不再有任何的強迫。身體想要直覺地進食，這是「直覺」這個詞的意義，是我們天性的一部分。

‧‧‧為什麼我們覺得吃越少越好？

節食減肥最大的潛規則和迷思，就是我們應該吃越少越好。我們潛意識地相信，吃得越少代表對自己越負責。我們相信幾乎不吃東西的人才能長命百歲，健康又快樂，而放心進食的人則會非常醜陋地死去。這些都是狗屁。

我們關於卡路里和食物分量的認知大多數都很聳動，而且都是錯誤的。假如要說明尼蘇達州飢餓實驗教會我們什麼，就是節食減肥所訂定的分量少的荒謬，對身體來說相當危險。

更簡單的說法是：即便你在暴飲暴食，吃的量（或是接受的量）仍然不夠。我知道普遍認為暴飲暴食是個很嚴重的問題，但飲食障礙治療法的新潮流開始理解到暴食並不是獨立的疾病，而是反應性的，反應的是減肥文化和減肥心理。暴食不是我們的敵人。的確，我們都希望有辦法面對自己的人生和情緒（後面的章節會討論更多）。但飢餓、食物和你曾經有過的暴飲暴食都不是敵人，通常只是讓你攝取的卡路里達到足以開始治癒、修復的分量而已。

曾經，我以為每天攝取滿兩千大卡的熱量人生就完蛋了。回顧高中時期的食物日記，我在不知道哪本雜誌的影響下，決定一千八百大卡就是可以接受的極限了。這個標準當然幾乎不可能遵守，因此我時常以暴飲暴食作結，事後又覺得自己糟透了。

那麼，兩千大卡的標準怎麼來的呢？根據瑪利安・奈斯特在《大西洋》雜誌裡的說法：「雖然我們觀察到一天兩千三百五十大卡的熱量低於男性或女性的平均需求……營養學者還是擔心（訂為兩千三百大卡）會鼓勵人們過度進食。」

每個人對「過度進食」都聞風色變，對於人類正常的食慾不寒而慄，甚至寧願給出極低卡路里的爛建議。當然，在奈斯特的文章最後，也給了關於「正確分量」的建議。看起來我似乎都挑對自己有利的說，但我有充分的理由這麼做：大部分的人都有些微的飲食失調。有太多人之所以朝營養學發展，是因為他們已經產生偏執，需要藉此合理化自己的信念。[29]

我們似乎都相信自己得吃少一點，接受在往後的人生中，都必須節食減重，密切控制吃下肚的食物分量。但我希望你花點時間想想……這樣真的對嗎？讓我們實際一點，如果一生都試圖吃越少越好，根本一點也不自然、不合理。無論減肥名人怎麼說，長時間只攝取最低分量的食物對身體有害無益。

從生物學的角度來看，這無異於瘋狂。前幾個世代的人們必須努力勞動，才能讓餐桌上有食物。他們知道營養的重要性。你的祖先們會如何看待你進食的方式呢？他們一定完全無法理解我們對食物和體重的看法。額外的體重能提供生理上的優勢。想像一下，如果祖先們能夠看到我們坐在食物前，對苗條之神祈禱著自己不要吃太多；看著我們整餐飯的時間都試著吃到最完美的分量，又不想吃太飽；看著我們只吃到不會再覺得餓；看著我們決定在還有點餓時就站起身來，內心仍想多吃點卻把剩菜丟掉。祖先們一定覺得我們的文化瘋了，而確實如此。

控制我們入口的食物並非我們的天性，我們生來不該如此，而在漫長的歷史中也只有近代人才會如此。以前不會有人在完全吃飽之前，為了「分量控制」就結束一餐。分量控制對過去的人來說，只是糧食不足的不幸副作用而已。

我們的身體天生就能引導我們輕鬆攝取正確的分量，無論我們當天或當周進食狀況如何，都幫助我們維持穩定的體重。除非飢荒發生，桌上食物不夠，又或是面對節食，否則這一切不應該有困難或壓力。如果違反了天性，那麼無論我們打包多少食物，體重仍然會增加。

我的學生瑪莉以為，如果再不控制食量，她可能會吃掉整個世界。這種恐懼太常見了。但實行「去他的飲食法」三年來，她想吃多少就吃多少，但也越來越不在意食物。「我就是不會再去想了。我時常會忘記，但又本能地餵飽自己，真的沒什麼大不了。我會吃東西，吃正餐，但不會想太多。我的身體、大腦和食物的關係改變了很多。我以前覺得自己應該從事飲食書寫或去讀餐飲學校，因為我所有的念頭都和食物和吃東西有關。之所以有如此戲劇化的改變，都是因為我故意讓自己吃想吃的一切，並持續了很長的時間。」

我必須不斷提醒你，假如你曾經有過任何程度的飲食控制，你的身體就已經受到影響，需要大量的食物才能治療並恢復正常。我並不推薦你計算卡路里，因為那是我想打破的減肥教條之一；然而，我希望你能完全轉換對卡路里的看法。你得開始確保自己攝取的卡路里超過新陳代謝所需的，開始接受卡路里越多越好，開始了解吃的越多，就越能得到充分的營養，在兩餐中間不會再需要吃東西。你會變得更能專注，身體和血糖都更穩定，而且會不斷改善。

大量進食的目的是要告訴自己的身體（和心理）食物很充足，飢荒已經過去了，所以不需要再對食物執著。

家庭與食物

我們會從許多面向學習與食物的關係，而其中影響深遠的是我們的家庭與食物的關係。真是意外啊。有些家庭裡的每個成員都節食減重，對食物和增重感到恐懼。有些家庭很喜歡烹飪和餵飽彼此，這是他們表現親情的方式。有些家庭受到基因影響而比較胖，或是對吃東西感到羞恥和恐懼。花些時間回答下列問題：

你的家庭和食物的關係如何？祖父母呢？父母？手足？延伸家庭？

你曾經聽過家庭成員對於食物和體重發表什麼看法？

試著想想家庭中有沒有哪個關於食物的情境是特別沉重或情緒化的。描述一下，回想它帶給你什麼感受。你是否因此而產生了某些想法或信念呢？你的家庭和食物的關係中，是否有哪個面向是你想擺脫的？哪些是你想保留的？

沒有完美的停止時機

在「去他的飲食法」之前，我深陷於偽直覺飲食的陷阱。我曾經因為無法確定自己飽足的程度而備感壓力（多謝了，飢餓量表！）也很擔心自己會養成過度進食的習慣。

這是直覺飲食法中引發偏執、恐懼的面向。我以為身為直覺飲食者，最重要的就是密切注意我的飢餓，每吃幾口就評估飢餓的程度，每一口都要充滿警覺，畢竟很可能咀嚼到一半就突然飽了……沒錯，我仍然受到潛規則的影響，不知不覺地想吃越少越好。

關注自己吃東西的感受完全沒有問題，但我對於停止時機實在太過執著、恐懼，而且毫無助益。我曾經相信每一餐都有完美的停止時機，所以必須專注尋找。在那個時間點，我既不會太飽也不會太餓。

完美的停止時機並不存在，只不過是又一個飲食的迷思罷了。相反的，在感到舒服飽足的量表上可以有許多口的空間，在任何一點停下來都沒關係。不只如此，就算多吃了幾口、多吃下不少食物，身體也絕對可以承受。你或許會覺得比較飽，但只要覺得愉快，就表示你做得很好。你的身體可能會因此讓飽足感延長一點，讓你在下一餐或點心前比較不餓，讓新陳代謝快一點，或以上皆是。

無論是吃飽前就停下來，或是每次吃東西都追求「完美的停頓點」，其實都毫無意義。這只會讓我們挫折而偏執。去他的，好好享受食物就好了。

追求平衡的陷阱

我們的身體總是追求平衡，而在多年的節食減重之後，平衡意味著吃下所有自己想要或需要的食物；在食量控制之後，平衡則是大量進食。

平衡很重要，平衡是鐘擺的擺動。我們原本的位置越失衡，就必須向另一個極端擺盪越多，最終才能回到我們認為的「平衡」。如果你期望這個過程會像刻板印象裡的中間值，那麼你就錯了。強迫取得的平衡根本就不是平衡。

根據每個人的過程、身體、需求和時間軸，經年累月之後，每個人的平衡狀態都會不太一樣。或許會是沙拉、三明治和點心、布朗尼和羽衣甘藍、鮪魚和芒果、果昔和蛋糕，都無所謂。我不在乎你吃什麼，只要你是傾聽自己身體的需求就沒問題。我只希望你對吃東西感到快樂、直覺而平靜。

有位讀者分享，他過了很長一段時間才能不在晚上吃超過身體所需的食物。「我甚至會在晚上吃下比自己想要的還要更多，這真的讓我壓力很大。直到某一天我醒悟了，我多年來的減肥『技巧』就是試著餓肚子上床。我總是逼自己餓著肚子睡覺。我終於了解到，我的身體在晚上會一直吃，只是對於多年來的餓肚子睡覺矯枉過正而已。我很驚訝自己的身體如此聰明。一旦真心接受這件事之後，改變就開始了，我在夜間感到的飢餓也越來越減輕。」

如果經過多年的節食減肥，那麼逼迫自己「吃得平衡」或「只吃適量就好」

並不是真正的平衡。因此，把這些念頭拋到腦後，好好相信自己的身體吧。或許你認為一天吃掉一整盒早餐穀片不是平衡，但你的身體知道平衡真正的樣子。

•••我們的目標是不再對食物偏執

我不斷地談到把**食物中性化**，現在就來解釋一下到底是什麼意思，看起來又會是什麼模樣吧。當食物是中性的，就不會有道德問題，不會伴隨著批判、恐懼或罪惡感。食物就只是食物而已。當食物是中性而不帶批判時，要傾聽自己的渴望並開始直覺進食就容易得多了。

或許你在過往的人生中，曾經有一段時間對食物沒有偏執，不覺得特別好或不好，也沒有壓力。當你餓了，或是特別想吃某個東西，你就會去吃，沒什麼大不了的。這或許發生在你的童年，甚至可能是剛成年不久，但這就是我們希望重拾的狀態：對食物感到輕鬆自在。唯有如此，我們才能正常地進食，並持續地傾聽自己身體的需求。然而，假如你從未經歷過食物的中性化，我向你保證這並不困難，因為我以前也未曾體驗過。

或許我曾經對配方奶或副食品沒有偏執，但我並沒有絲毫的記憶。我有印象的卻是：誘騙大人給我餅乾曾經是我人生最大的目標，因為天知道，我家裡的點心只有紅蘿蔔和高纖餅乾而已。我不記得自己什麼時候能中性看待食物，我從童年對於點心的執著、不擇手段和暴飲暴食，直接進入青少年的節食減肥和暴飲暴食，並且一直延續到二十五、六歲時。

我對於假期最深刻的印象是旅館早餐的鬆餅，最喜歡在朋友家做的事是吃掉他們的點心和水果軟糖，過節時的回憶則是遠房親戚總會給我和弟弟一些餅乾。我的母親會不太高興，因為她的孩子都食物成癮！不要再給他們垃圾食物，他們已經吃太多了！我們的確對食物執著，因此我從不覺得中性地看待食物是可能的，畢竟我似乎天生就食物成癮。

然而，這是大腦在面對真實（或想像）的食物限制時做出的反應。飢餓荷爾蒙會上升，使大腦對食物異常固著。我的母親只是希望我們健康，而看到小孩都對糖果瘋狂，她就認為自己必須更強勢，這是做母親的很自然的反應。但我認為，我們的執迷是因為覺得受到限制，於是陷入惡性循環，面對食物時更加瘋狂。

事實上，唯一能讓食物中性化的方法，就是隨時都接受所有食物，永遠如此。當我決定放棄所有限制，一路吃到底時，其實還是很害怕麩質和加工的植物種籽油。因此，我決定從馬鈴薯和奶油開始。光是加上大量的碳水化合物就已經給我夠多的情緒掙扎了。我加入許多不同類型的碳水化合物，並且相信自己所讀到關於節食減重後的治療：我的身體和新陳代謝需要這些碳水化合物。在接下來的好幾個月裡，我的肚子都非常、非常飢餓。我其實吃得很多，在「去他的飲食法」之前，我經常會暴飲暴食；因此，我的大腦某個部分會想爭辯，我根本沒資格這麼餓。但其他的部分很清楚，這都是必經的過程。

改變緩慢但確實地發生。當我吃了越多某種食物，就越不會渴望或在乎它。吃得越多，就越不會為它瘋狂。吃得越自由，就越減低了它的影響力。當我不再那麼飢餓時，要停止進食就一點也不困難了。我吃了馬鈴薯、一碗又一碗的麥片加鮮奶油（是的，鮮奶油）、許多水果、牛奶和冰淇淋（我在兩歲時被診斷出乳糖不耐症，這可是一大挑戰）。我會用比較慢的速度吃消夜，但不是為了吃少一點，而是要向自己證明吃東西沒關係。我會吃得很慢、很奢侈，為的就是告訴自己：這不是暴食，只是允許自己吃東西，吃各種東西。有時候我反而會吃得比暴食的時候更少，有時則吃得一樣多。只不過我冷靜多了，知道一切都沒關係，一切都是可以接受的。

過了沒多久，我曾經因為原始人飲食而害怕的食物（牛奶、冰淇淋、麥片、馬鈴薯和水果），都不再帶著負面意涵，但對我也不再有強烈的吸引力。我可以吃這些，會吃這些，也很享受，不會再逼自己停止。事實上，我過了五個月才決定要吃第一片麵包。接著，我只要到餐廳，都會點墨西哥玉米片。炸玉米片的油曾經讓我無法忍受，而吃玉米片對我來說就像一種治療。而我其實真的很喜歡玉米片。

隨著我允許自己吃的東西越來越多，食物對我來說就越來越中性。我的身體開始真的可以選擇並渴望真正需要的食物。有時候是馬鈴薯，有時是麵包和起司，有時是魚，有時是捲餅，有時是水果，有時……任何東西。我記不得現在到底有哪些食物可以選擇，不過我全部都吃。

在這個步驟，你騙不了自己，必須真的讓自己吃想吃的東西。你的身體和大腦可不蠢，它們知道你何時在撒謊。你必須確實經歷整個過程，而不是假裝允許自己吃東西。我們沒辦法假裝允許自己吃甜點，卻偷偷規定一星期只能吃幾次。滿足渴望後，渴望才能消退。我們的身體和心理會渴望被禁止或限制的事物，但也渴望它們真正需要的；一旦限制消失，渴望就會越來越符合身心的需求。如今，我的「去他的飲食法」之旅已經超過七年，而我只希望在吃東西的過程和吃完之後，都能感到快樂幸福。

食物中性化的過程對每個人來說都不太一樣。我建議你，如果可以的話，讓它越快越好。在自己可以接受的情況下，盡快地解放對各種食物的控制。如此一來，你才能越快靠著吃東西讓自己到達健康的那一端。

假如你和我一樣，發現自己仍害怕著特定的食物成分，那麼就一步一步來吧。但你仍必須踏出第一步，唯一的克服方式就是真的吃下你害怕的食物，沒有任何替代的方案。

要記得，目標不是透過吃東西讓自己再也不需要食物，因為這是不可能的。但你可以透過接受食物，重新得到面對食物的力量，而不再受到食物的控制。目標是讓自己唯有在需要時才想到食物：當你肚子餓、採買日常用品、籌備派對、煮飯等等。假如你要煮飯給家人吃，或許滿足你和孩子、伴侶的渴望並不容易。但你現在已經能接受起司通心粉了，可能會覺得輕鬆不少。

我會一直都吃這麼多嗎？

大部分曾經嚴格控制食量的人在發現自己多麼飢餓時，都會有一點崩潰。你可能會需要很多食物，而且你一定會驚慌失措。你可能會覺得自己是唯一做錯了的人，只有自己徹底完蛋，無藥可救，是真正的食物成癮者，永遠無法克服對食物的執迷不悟。

你會想：不再節食減重是一回事，但我現在吃的分量絕對不正常、不健康！而我希望為了你自己好，請不要忘記飢荒對生理的影響，以及漫長的飢荒後，正常人都需要大量的食物才能讓身體恢復。

你不會一輩子都這麼吃。你節食減肥了多久？兩年？五、十、三十年？假如你期望只花幾天、幾星期就反轉節食減肥的傷害，那麼你的眼光太短淺了，只會讓自己感到失望和恐懼。

要讓進食和體重穩定下來，每個人所需的時間都不一樣。而節食的時間長短、過程中對自己的信任程度、個人天生的體重範圍、和該範圍的差距、目前新陳代謝的損害程度等因素，也都會有所影響。真的是因人而異。平均得花好幾個月的時間來突破身體的關卡，接著是幾個月的時間回復心理和情緒的部分。但我無法確切地告訴你，什麼時間會有什麼事發生。

然而，我知道其他人的經驗分享會有幫助。我的學生莎拉說：

「我已經實行『去他的飲食法』三個半月了，一直吃一直吃，感覺很棒。我第一次覺得自己食物過量了。今晚我唯一的想法就是不，夠了！這感覺真奇怪。六個月以前的我絕對不相信自己會有這麼一天。」

另一個學生妮可說：

「我有很長的一段時間無論吃什麼都要吃超多。接著，突然我就像是……嗯……我不想再吃那個花生醬點心了。這感覺和我幾年來努力控制垃圾食物完全不同。自然而然就發生了，就像是身體真正的直覺。我以前從來沒有感受過。」

艾利和我分享：

「我是三個月前開始的。最初我吃了一大堆得來速的漢堡加培根、很大盤的義大利麵，還有淋滿糖漿的荷蘭鬆餅。這些都是以前禁止的垃圾食物。幾個星期以前，我開始改變了，開始想吃藍莓、帶皮馬鈴薯、牛排和……羽衣甘藍。差不多同樣的時間，我開始察覺身體不再想吃太飽，而且這不是因為吃過頭而帶來的羞恥、自我懲罰或懺悔。比較像是：好了，我不需要再這麼做了。我就自然地停止了。我不敢相信這一切多麼地簡單而直覺，而之所以會如此，竟然是因為我真的接受了所有的食物和分量。」

大部分的人都希望這個階段快點過去，因為他們擔心體重會增加。但這正是一開始讓我們一塌糊塗的原因，也將使我們無法脫離泥淖。我只知道，你越快接受一切，改變就會越快發生。如果許多年來你都只願意用腳趾頭沾一點水，那麼水永遠都是冰冷的；但如果你相信自己，縱身一躍，你會漂浮在水中，更快習慣水的溫度。這個譬喻很煩人嗎？忍忍吧。

假如你希望往後的人生不再受到食物的宰制，你就必須先對食物屈服。我知道這很可怕，我知道你只希望一切快點過去，一了百了。但不妨試著享受這段需要大量食物，對各種食物徹底解禁的時光吧！如果你試著不要每一口都吃得戰戰兢兢，就會發覺其實挺有意思的。

我希望你隨時將明尼蘇達州的飢餓實驗放在心上，想想那些受試者在一千六百大卡的「節食」之後，每天要多攝取幾千大卡的熱量。我希望你謹記著大分量的食物在生理上有多麼正常，我們的祖先在豐收的時期也都會大吃一頓。記得大量進食是一種治療和滋潤，唯有如此才會使我們的身體不再覺得受到剝奪。

我希望即便你感受到「不理性的飢餓」，也要記得傾聽自己的身體永遠不會錯。我希望你永遠這麼相信。但你不會，你會驚慌失措。只希望你能再翻到這一頁，重新讀一遍，讓自己冷靜下來。請微笑，繼續吃東西，然後上床睡覺。

・・・沒有禁忌的食物

這個階段還有一項重點，就是從今以後直到永遠都允許自己吃所有的食物。

這包含了曾經讓你害怕和禁止的食物。無論你覺得那些食物熱量多高，多麼可能讓你變重，你都必須接受，甚至連客觀角度來看的垃圾食物和過度加工食品也不例外。

之所以必須「從今以後直到永遠」都允許自己吃各種食物，是因為如果你對自己說：「好吧，我這個月會隨心所欲的吃，讓我的飲食恢復健全，然後我再『健康飲食』就好。」這就是某種形式的限制，姑且稱為心理限制吧。這和實際的限制一樣會毀了你的飲食。

這也是我所謂的即將到來的節食。和其他形式的條件和限制一樣，這和「去他的飲食法」的中心理念恰好相反。我們在後面的章節會很深入地討論心理限制，但我現在想稍微介紹一下這個概念，藉以說明無條件地永遠允許自己吃所有食物的重要性。

此外，我們總會想吃禁止的食物，所以別因為認為自己不能吃某種東西，反而給了自己渴望它的機會。很多人在「去他的飲食法」一開始，都會渴望童年時帶來安撫的食物。好好享受吧。當你真正允許自己吃東西時，這些食物就失去了力量，而你的渴望也會越來越減少，尤其是你根本不需要或不想要它們的時候。接著，你只會在真的想要的時候吃它們，過程也不會再那麼戲劇化。

這是接受食物所帶來的兩難情境，而你潛意識中的叛逆也隨之消弭了。

大部分的人都害怕，假如他們讓自己開始吃某種禁忌食物，就會失去控制，再也停不下來。是啊，如果那種食物仍然是禁忌，或許這麼害怕是應該的。然而，一旦你完全接受該食物，你就會發現它的力量消弱了。是的，你或許會吃下很多，但這都立意良善。這條規則唯一的例外是真的令你食物過敏的東西，例如有些人對花生過敏或患有乳糜瀉。若是如此，不吃對身體造成傷害的食物才是對身體的照顧。我想，其間的差異應該不難判別。

在此也要提到另一件重要的事：有些食物之所以會「使我們體重增加」，只是因為我們對其中的主要營養素（例如脂質或碳水化合物）有所缺乏，而身體感受到營養不良的狀況。若是如此，那麼你餵飽自己時……體重的確會維持，但那是應該的。

你或許也已經注意到，當你節食減肥了一段時間，再次回復正常飲食後，你的體重會增加得很快。這很正常，原因是你終於開始吃身體所缺乏的，讓身體鬆了一口氣。你的身體為了修復損傷，並且預防性地儲存能量，所以立刻累積了許多體重。這是為了生存，再簡單不過了。

然而，我們一定會覺得自己肯定是易胖體質。其實真正的元兇都是節食減重，是因為我們試圖精密監控自己所攝取的特定食物或營養成分（例如脂肪、碳水化合物或蛋白質）。這個階段是無法避免的，唯一脫離惡性循環的方法就是永遠接受所有的食物，並且真的吃下肚，特別是你曾經害怕或極力避免的。唯一的答案就是餵飽自己，如此才能讓一蹋糊塗的身體開始復原，體重也維持健康穩定，不會再因為一片吐司就高低起伏。

寫一封來自身體的信

這個活動隨時隨地都很適合。如果你對自己感到懷疑，覺得驚慌失措或是需要指引和智慧，那麼就代表自己的身體寫一封信給自己吧。

是的，這麼做需要一點想像力。但先假設你可以了解自己身體的感覺。你的身體在想什麼？它想要什麼？它感謝什麼？它為了什麼而備感挫折？它需要什麼？寫個五到十分鐘，你會對自己所寫的內容感到驚奇。這個活動將讓你對自己的直觀有初步的體認。

渴望是你的朋友

我們根深蒂固的想法是，對食物渴望很不好，會將我們的努力摧毀殆盡，所以我們應該盡力消滅。因此，我們努力想成為沒有欲望的機器，不斷地運動，買越來越小件的衣服，吃少少的蛋白質和綠豆，或許因此而多活了一點，卻終將無法避免地死於九十八歲之齡。是的，我們難逃一死，但至少我們很苗條啊！至少我們遵守著節食計畫，連在養老院被逼著吃布丁的時候也拒絕了。

事實上，渴望的重要性可能出乎你我的意料。你一直不願意吃的食物類型，可能最終會是身體所缺乏的，因此才會出現渴望。是的，就連點心也是。碳水化合物和富含脂肪的食物通常是身體所渴望的，因為卡路里才能最快治癒我們的新陳代謝。這類的食物能提供豐富且容易獲取的能量，使我們從飢荒的狀態中存活下來。這意味著我們在長年的節食時所感受到的渴望，並不是身體的背叛或失敗，而是企圖將你引導回對的方向。

要知道，假如我們沒那麼固執己見，堅持自己需要節食減肥，我們就會聽從自己的渴望和飢餓，治癒新陳代謝，並快速脫離飢荒的狀態，飲食在幾個月內就能恢復正常。然而，我們卻不斷抗拒，使得身體必須越來越大聲地提醒，直到我們吃下一整櫃的點心，認為自己必定是糖分成癮。

生物學博士雷・彼特專長的領域是生理學，曾經深入研究糖分對新陳代謝和壓力反應的幫助。他說：「任何渴望都是好的開始，因為我們的身體有一些能夠修正營養素缺乏的機制。當你利用糖分的能力出了問題，就會渴望糖分；因為假如你再不攝取足夠，身體就得浪費蛋白質來製造糖分。」

你應該也看過這類愚蠢的圖，在巧克力旁邊寫著「這不是你真正渴望的」，以及「你不需要巧克力，只需要鎂，所以吃十二個杏仁吧！」才不要呢，去他的。當你渴望巧克力時，即便你真的需要鎂，但或許也需要碳水化合物，否則你會只想吃杏仁而已。所以就吃巧克力吧。

人們對於糖大都懷抱強烈的恐懼，擔心會對健康帶來負面的影響，於是能抗拒自己的渴望。當我剛開始指導莎姆時，她真的不肯對自己的渴望屈服，因為她一直相信自己之所以渴望糖，是因為念珠菌感染嚴重的關係。她很確信一旦屈服了，只會使渴望更強烈。

念珠菌是腸道正常的酵母菌種之一，但很多人都害怕攝取糖分會使其過度繁殖。好消息是：其實不會。[30]

但我自己也花了許多年擔心糖分和念珠菌。我嘗試過許多版本的「零碳水化合物」或「低碳水化合物」飲食，想要「殺死念珠菌」。當然，無論過程多麼慘烈，似乎都毫無幫助和建樹，我也無法持之以恆。我覺得自己完蛋了，覺得自己受到念珠菌的侵害，卻沒有足夠的意志力把自己治好。這真的讓我心力交瘁。

這個例子說明了我們如何想用過度侷限的方式治療自己，卻忽視了大局，反而影響了我們的全人全心。首先，我們一輩子都會有念珠菌，這是腸道菌群不可或缺的一部分。但其中若出現系統性的不平衡，可能會越演越烈。舉例來說，許多酵母菌過度繁衍的人可能有潛在的重金屬中毒，[31] 而酵母菌實際上是幫助吸收重金屬，保護人體不出現急性中毒的狀況。因此，即便你戒掉糖分，潛在的因子（重金屬）還是會存在，而長遠來看你什麼也沒治好。你只會讓自己悲慘好幾年，一邊想著巧克力一邊吃杏仁。

（順道一提，另一個系統性失衡的例子是多年的節食生存模式所造成的緩慢、受損的新陳代謝。）

我們沒辦法透過不攝取糖分來「餓死」念珠菌，因為假如無法在腸道中取得糖分，念珠菌就會移動到為了維繫生命總是充滿糖分的血液中（假如你不攝取糖分，肌肉就會被分解，並且將糖分輸送到血液和細胞中）。除此之外，其實蜂蜜已經被證實會抑制念珠菌的過度繁殖，因為蜂蜜具有抗真菌的特性。不是蜂蜜萃取物，也不是蜂蜜製成的藥品……而是蜂蜜本身。蜂蜜也是糖。

我的重點是，我們都責怪錯對象了。難道只因為念珠菌（和其他細胞一樣）靠糖分生存，我們就認定唯一的解藥是讓身體每個細胞都挨餓嗎？最好的選項其實是把自己餵飽，用食物、碳水化合物和益生菌來好好支持自己的身體及新陳代謝。

還記得因為念珠菌而認為自己糖分成癮的莎姆嗎？她終於願意允許自己吃碳水化合物，而出乎意料的是，她對碳水化合物的渴望漸漸變得正常，可以判斷自己何時吃夠了。她也終於相信，渴望的元兇絕對不會是念珠菌。我曾經聽無數讀者和學生分享類似的故事，他們都曾經深信糖分是支配摧毀人生的毒品，而自己的毒癮無藥可救。直到他們選擇了「去他的飲食法」，允許自己攝取糖分……嘿，癮頭就這麼消失了。

潔姬這麼分享：「我曾經深信自己糖分成癮，許多年來不斷進出過量飲食者匿名戒斷協會。然而，自從我不再控制，才體會到這一切都只是控制所造成的影響。我現在依然很享受甜食，但是完全不像以前那麼誇張。我不再覺得有什麼食物可以支配我。」

「去他的飲食法」的目標是追求健康，只是我相信必須採取更全面的方法。

我們曾經深信沉溺於渴望中是不負責任的表現，但這其實是傾聽自己身體最重要的一步。在多年的不健全飲食習慣之後，我們必須重新為身體補充養分和蛋白質。治療自己的食慾和新陳代謝，以及找回對食物真正的直覺，都是恢復並維繫健康的要素。

最好保持多元化的飲食，攝取大量的水果和蔬菜，還有營養豐富的肉類、脂肪和碳水化合物，以及維他命和天然纖維素。如果能順便學習永續農業、有機食品和人道肉品就更好了。食物和草藥都具有療癒、滋養和鼓舞的魔力，我完全支持。如果這方面的學習帶給你快樂，就去追尋吧。

然而，治癒新陳代謝和與食物體重的關係仍應該是第一步。假如你希望完全享受吃東西，享受你的身體，那麼這一步勢在必行。

吃你無法抵抗的食物

假如你擔心自己一旦吃了長期渴望的食物，可能會停不下來，最快的改變方式就是讓自己吃，並吃下自己渴望的分量。

你覺得自己面對哪種食物最沒有抵抗力？爆米花？布朗尼？玉米片？準備好了嗎？我推薦你選擇其中一項，並且吃下能夠滿足渴望的分量。向你所害怕的食物屈服吧。嘿，如果想要，你可以當早餐、午餐和晚餐來吃，看看是否能改變你和食物之間的關係。我猜一定可以的。

‧‧‧為碳水化合物和糖分說句話

我在前面也提過，碳水化合物曾經是我的頭號敵人，我認為它摧毀了我的健康和荷爾蒙，使我長滿青春痘又體弱多病。我嘗試了各種低碳水化合物的飲食法。（除了沉迷生機飲食的那段時期，那時我會一次吃掉七盒椰棗，簡直是走火入魔了……）

對於糖分的恐懼在我們的文化和心理中根深蒂固，而現代人對於糖分的觀點大多來自標題聳動的科學新聞，其中引述的研究雖然造成恐懼，卻未免不夠全面。舉例來說，我們認定糖分會造成糖尿病和胰島素阻抗，但這是錯將相關性判定為因果論。[32] 受損的糖分代謝是糖尿病的結果而非原因；而一旦罹患糖尿病，限制糖分或許可以減輕症狀，卻無法治癒病症本身。事實上，如果攝取的碳水化合物不足，反而可能會使糖尿病症狀更嚴重。[33]

有一種說法是糖比古柯鹼更具成癮性，放在新聞標題固然相當引人注目，但真相卻比較接近：在某個大學的實驗中，小白鼠選擇了奧利奧餅乾而不是古柯鹼。（還有另一個研究是小白鼠在沒別的事可做的情況下，會服用過量的古柯鹼來『自殺』。但假如牠們有別的選擇，或有別的白鼠陪伴，就會忽視古柯鹼並繼續過牠們的日子。[34]）我想說的是……如果只看老鼠選擇了餅乾而不是古柯鹼這件事，未免也忽略了太多其他的因素，可以說是先射了箭才畫靶子。[35]令人慶幸的是，其他研究也贊成我的看法。[36]

下一項：糖分會滋養癌細胞？好吧，糖分會餵養所有的細胞，包含我們的整個身體和大腦。糖分和過動的關係？沒有關係。[37] 事實上，有一些研究發現，糖分反而能略為改善注意力問題。[38]

但這些都是我在施行「去他的飲食法」之後，才學到的新知識。在力行節食減肥的時期，我深信糖分是最糟糕的食物，而證明就是我的糖分成癮。碳水化合物是誘導性毒品，會誘導我們攝取更多的碳水化合物，並產生更強烈的渴望。

即便當我認為自己是「聽從自己的身體」而順從直覺地吃東西時，我還是會監控自己的碳水化合物和糖分攝取。隨時隨地都在監控，所以我從不會為自己準備穀類或馬鈴薯，而是試著只烹煮蔬菜和肉類。如果在外頭吃飯，我會點碳水化合物最少的餐點，這方面我可是大師。我會吃百分之九十的巧克力，騙自己那很好吃；我會吃杏仁奶油當點心，但一點滿足感都得不到，於是一個晚上就把整罐都吃光。不能吃超過兩片麵包，澱粉或點心也不行，米飯是在浪費卡路里，如此這般。即使沒有正式節食減重時，我仍會遵循傳統的飲食規則。但我幾乎不會注意到這些規矩，因為它們對我來說是顛撲不破的真理。然而，它們也完全掌控了我。

你猜怎麼著？我隨時都餓著肚子。我拚了命想吃得越少越好，特別是在碳水化合物上，有時甚至在剛決定放下餐具時，肚子就餓了起來。對於碳水化合物的既有知識，我可說深信不疑，認為自己攝取得越多，身體就會越不健康。醫生們也私下這麼對我說過，所以我覺得自己是對健康負起責任。無論我嘗試了其他什麼方式，最後都會回到低碳水化合物的飲食，深信這終將治癒我。

以前的我也以為糖分是讓我食物成癮的原因，只要避開糖分就能讓我不再渴望食物。糖分是所有問題的根源，是我荷爾蒙失控的原因，也是我瘦不下來的理由。但我越是減少糖分攝取，糖分對我的影響就越大；攝取得越少，渴望就越強烈，身體在無法避免地接受糖分時也越難消化處理。我的身體對碳水化合物和糖分的處理已經受損，似乎證明了我對糖分的看法沒有錯。你知道為什麼嗎？因為僅給予自己最少的分量，希望自己每一餐都只攝取最少的碳水化合物，從生物學的觀點來看一點道理也沒有。

我們以為限制碳水化合物和糖分的攝取會幫助我們燃燒脂肪，變得苗條又健康；然而，真實的情況是身體會進入壓力荷爾蒙主導的危機模式，出現發炎和新陳代謝緩慢等症狀。一開始或許能燃燒脂肪，但肯定無法持久。

現在，我們將進入本書最科學的部分：一旦我們的輸出超過輸入（也就是進食、休息、碳水化合物攝取不夠），身體就會分泌腎上腺素和皮質醇。這兩種主要的壓力荷爾蒙會幫助身體細胞製造快速可用的能量。如果缺乏能量，我們就會死亡。糖分（葡萄糖）是細胞最有效率的燃料，因為過程中使用的氧氣最少，產生的可用能量最多，也製造最多二氧化碳。二氧化碳會將鈣和鈉從細胞中運出，讓細胞維持穩定。

第一種壓力荷爾蒙腎上腺素會尋找肌肉和肝臟中的肝醣作為燃料。而後則會燃燒脂肪，很快對健康和代謝造成負面的影響，因為腎上腺素燃燒脂肪時需要的氧氣量是葡萄糖的三倍，產生的二氧化碳和能量較少，並且會造成發炎。

第二種壓力荷爾蒙皮質醇會從皮膚、胸線和肌肉提取胺基酸，輸送到肝臟轉換為能量。這會使甲狀腺機能下降，也會讓消化液、體溫和脈搏降低。簡單來說，如果限制了卡路里或碳水化合物，就會使新陳代謝減緩並造成發炎。這樣很不妙。

糖分是飽受汙名化的營養素，糖分其實只是讓我們活著最單純的燃料，而我們的血液隨時都需要糖分（血糖）。如果不讓身體取得葡萄糖，身體就只能透過更複雜的過程製造葡萄糖，會讓壓力荷爾蒙上升，導致發炎和代謝的傷害。

我們攝取的碳水化合物越少，或是食用零卡的代糖產品，就有可能出現慢性的低血糖。身體會將低血糖解讀為壓力，使腎上腺加速分泌出壓力荷爾蒙。身體也會判定進入飢荒模式，而分泌飢餓素來應對（後面會再多介紹一些）。意思就是，碳水化合物攝取得越少，身體燃燒能量的速度和新陳代謝就越慢。我保證，你絕對不希望這樣。在這樣的狀態中，你很可能會暴飲暴食，體重上下擺盪，每天的血糖值都像雲霄飛車一樣混亂不已。

你也可以這麼想：在糖分缺乏時，我們對糖的成癮性是必須的，因為我們需要糖分，就像需要氧氣和睡眠一樣。和毒品不同的是，當我們真的持續讓自己攝取糖分，就能對身體和代謝帶來修復和安撫的效果，因為糖分能使飢餓素降低，讓我們不再對糖分執著或「上癮」。攝取碳水化合物會讓食慾平息下來，唯有如此我們才能輕鬆、正常地進食。

當我開始讓自己吃一碗碗的米飯、義大利麵或麥片，不再多想以前的節食規矩後，神奇的事就發生了……我覺得飽足的時間延長了二十五分鐘。我又開始毫無限制地吃糖，甚至吃的時候不會搭配蛋白質。很難想像吧？如今，我和糖分的關係好極了。我並沒有像自己害怕的那樣，陷入長達四年的糖分暴食；比較像是三個月的狂歡，最後也都正常化了。

如今，糖就只是糖而已。正常吃糖後反而讓我們失衡的關係終結。我餵自己的身體糖分，而我的身體終於開始告訴我它的需求。我每天都吃進許多碳水化合物，但我能分辨自己的身體何時滿足了。我也可以在點心吃到一半時，分辨自己是否準備好停下刀叉，而不再需要可怕的「飢餓量表」。就只像是……我夠了。點心不再那麼美味，而我不再那麼想吃。正因為往後的人生裡，我都可以盡情地吃甜點，所以停下來也沒那麼困難了。

很少人願意讓自己達到這個階段，真正讓食物在生理和情緒上都中性化。相反的，人們容易感到驚慌，不斷對抗自己，深陷暴食／懊悔的循環。對吃太多產生罪惡感，試著減少分量，然後又對減量產生抗拒，如此不斷循環下去。

我不是在說後半生都吃糖、而且只吃糖，是個好點子。我想你也很清楚。但我們學習到關於糖和碳水化合物的錯誤知識只會破壞我們和食物的關係，讓我們沒辦法好好餵養自己。我們需要的絕不只有糖而已（還要脂肪、蛋白質、礦物質、維生素、陽光、睡眠、人際連結、氧氣等等），但我們也需要碳水化合物和糖。如果攝取得越少，渴望就會越強烈，你的身體就會越努力地將蛋白質和肌肉分解為糖分提供給大腦，讓大腦保持生命。

除非你的生理或心理（通常兩者皆是）抗拒碳水化合物或卡路里，否則糖分對你並不會有成癮性。當我們缺乏食物或燃料時，才會本能地渴望糖這種快速的燃料。再次重申，糖的成癮性差不多就和氧氣的成癮性一樣。你的身體就是（去他的）有需要。

喔對了，百分之九十的黑巧克力真的非常噁心。

為了美味又墮落的食物說句話

美味的食物很健康。請注意我說的不是健康的食物很美味，而是：美味的食物很健康。奶油、鹽巴、起司、肉類、碳水化合物、脂肪……富含脂肪的碳水化合物、水果、浸在奶油中的蔬菜、燉菜和湯、全麥酸麵包、蜂蜜、全脂乳製品……所有美味的食物都會帶給我們不可思議的好處。

如果你嘗試過原始人飲食法等減肥方式，那麼應該已經了解卡路里並不是最大的問題。但我想再談深入一點。因為即便我施行原始人飲食時，仍然認為目標是：最終能只需要極少量的食物；我能越吃越少，變成性感、肉食性、纖瘦的肉仙女。

事實上，原形、富含脂質、富含碳水化合物與卡路里的食物，才是我們身體需要攝取的。它們充滿了我們所需的營養素、礦物質和維生素。傳統的觀點認為卡路里和碳水化合物會造成問題，這完全是過時的資訊。吃減肥食品才會使我們營養不良，缺乏必要的維生素、礦物質和營養素，並且造成食物成癮的循環。只要還活著，我們就需要卡路里，也需要碳水化合物、脂質和蛋白質。

一餐只吃兩百五十大卡是個笑話，你一天可能得吃上十二餐，甚至還要更多。

如果你害怕脂肪（特別是反式脂肪），原因或許就和害怕變胖一樣：錯誤的資訊和代罪羔羊。舉例來說，我們之所以向奶油宣戰只是受到了誤導（或許背後有陰謀），奶油和心臟疾病的相關性……其實都不是真的。二十世紀初期，人們食用大量天然奶油和反式脂肪，但心臟病在美國相當罕見；在一九二〇到一九六〇年間，天然奶油的消耗量從每年每人十八磅降到四磅，人們開始吃人造奶油（或稱植物奶油），心臟疾病卻成了美國的頭號殺手。

你可以吃任何想吃的東西，畢竟這可是「去他的飲食法」；但我有責任告訴你，植物奶油是在實驗室裡低價創造出來的減肥食品。商人一邊汙名化天然奶油，一邊將植物奶油當成健康的選擇來行銷。直到如今，人們仍因為這項錯誤的訊息，而對反式脂肪避之唯恐不及。

天然奶油的許多成分都能幫助我們預防疾病。它是維他命A最好的來源，對甲狀腺和腎上腺的健康相當重要；它富含維他命E、卵磷脂和硒，對於免疫力、關節、腸道甚至是癌症都有益處。其中的短鏈和中鏈脂肪酸能對抗病原，並有強大的抗真菌和抗腫瘤效果。其實我在選擇要如何宣傳奶油的好處時，著實左右為難，因為可以說的太多了。但我真心相信奶油的好處，特別是人道草飼的乳牛所生產製成的鮮黃色奶油。[39]

脂肪對我們的荷爾蒙功能很重要，而動物性和乳製品的脂肪經證實含有丁酸，能保護並修復腸道、幫助緩減新陳代謝症候群、胰島素抗性和發炎。[40]從這個角度來看，起司是健康食品，完全沒有問題。

如果你是蔬食或素食者，當然不用因為我說很健康，就去吃奶油或動物性脂肪。（我自己也曾經吃素一段時間。）畢竟，「去他的飲食法」完全不贊同施行者以健康之名逼迫自己吃任何東西。但我的確鼓勵素食的節食者或飲食障礙者誠實面對自己，捫心自問吃素食的理由到底是為什麼。

到頭來，無論我們的選擇為何，都得問自己：為什麼我們這麼做？而我已經提供了充分的科學證據，說明我們為何需要足夠的碳水化合物、糖分和脂肪。那麼，你為什麼還害怕蛋糕呢？

把蛋白質營養棒丟了吧！

好吧，如果你真心喜歡吃蛋白質營養棒，那留著沒關係。但在這個階段，重要的是清點廚房、食物櫃和冰箱，把不喜歡但認為「應該」吃的東西扔了。這麼做有實際和象徵性的意義。

如果你覺得把噁心的「健康」或減肥食品丟掉很浪費，那麼你也可以選擇在購物時多注意一點，不要買任何你認為健康但難吃的東西。

但我支持你全部丟掉，丟到垃圾筒裡或捐給無家可歸的人都好。不過我真不知道這麼做是慷慨還是殘忍。

為・鹽・巴・說句話

當我高中開始節食減重時，聽說大量喝水可以抑制食慾。於是，我（去他的）喝了一大堆水，像乖寶寶一樣地遵循著減肥的建議。我喝很多水，一口氣灌完一整瓶水，我超會喝水的。接著，我變得越來越口渴，喝的水比身邊所有的人都多，口渴的程度卻也遠勝於任何人。我頻繁地小便，心想：「太好了！看看我，清澈的尿液代表我對自己很負責。」

雖然我很開心自己這麼會喝水，但這其實對我的生活帶來了很多不便。我沒辦法撐完任何一部電影，中途一定得離席至少一次。我頻繁上廁所，頻繁的口乾舌燥，而且也總是餓著肚子。但我乖乖遵守規矩了！我是個好好喝水的節食減肥者。

這樣的狀態持續了十年，使我的體內水分過多，反而造成某種形式的缺水，因為水分會持續將身體運作所需的電解質和礦物質沖走。我一直很渴，只好一直喝白開水，卻沖走更多的電解質。解藥不是更多的水，而是更多礦物質，特別是鹽分。

這樣的體悟和「去他的飲食法」同時發生，所以我開始用果汁和鹽巴配水，試著為自己補充水分。這對我的影響很深刻，因為我被迫接受自己對水的執迷可能會慢慢地殺死我。觀念都是相通的，我們需要食物、電解質、鹽分、糖分、礦物質、維生素和養分，而不是用清水把身體內部沖乾淨。正確的答案是補充營養。

好消息是，鹽分和高血壓的關聯性其實也是出於錯誤的科學論調。莫頓·薩丁博士這麼說：「第二次世界大戰過後，冰箱開始取代鹽巴成為食物保存的主要方式，而美國的鹽巴消耗急遽減半（其他國家則慢一點）。根據二十四小時的尿液鈉含量數據顯示，一天只剩九公克（大約一點八茶匙），過去五十年來都維持這麼低。同一期間，高血壓的比例卻提高了。」[41]

關於鹽巴的誤解就是這樣：錯的。我們需要鹽巴，鹽是生存必須的養分，正常的細胞代謝也需要鹽分。神經系統和消化液都不能缺少鹽，對抗食物中的病原、細胞外液、血液和血漿也都需要鹽分。如果攝取不足，身體就會進入儲存鈉的狀態；你大概也猜到了，時間一久就會引起發炎反應、胰島素抗性、代謝疾病、心血管疾病和認知障礙。[42] 克里斯．克拉瑟指出：「嚴重缺乏鈉的動物會尋找較鹹的食物，通常會攝取高於需求量的鹽分來回復體內平衡。為了因應鹽分不足而出現的行為改變，更凸顯出飲食中鹽分在生理層面的重要性。」

「國際鹽分研究」[43] 是一份關於鹽分攝取和血壓的全球性研究，對象是巴西雨林中的亞諾麻米部落，目標是證實高鹽分攝取會導致高血壓。亞諾麻米族人攝取的鹽分相當少量，而國際鹽分研究則認為這和他們的低血壓相關，也使他們沒有心血管疾病。然而，這研究有兩個大問題：第一，這只代表了關聯性；第二，族人的預期壽命也低得出奇，僅在二十九到四十六歲之間。

所以，我們低鹽到底是追求什麼？克里斯．克拉瑟對研究發表了這樣的評論：「如果比較不同國家的平均壽命和鹽分攝取，趨勢顯示較高的鹽分攝取實際上和較長的預期壽命相關。」看到了嗎？[44]

基本上，你對於節食減重的所有舊知識都是錯誤的。因此，我很開心能告訴你，你可以也應該要吃鹽巴和其他許多東西。你也該相信自己的胃口和渴望，假如你攝取了太多鹽分，你就會覺得口渴，反之亦然。

別太驚慌，只要記得如果你覺得自己上廁所的次數太頻繁，喝點礦泉水會有幫助，也可以在水裡加海鹽、電解質或其他微量礦物質。這是個可以像小孩一樣喝果汁的好藉口，很不錯吧？

•••為「垃圾食物」說句話

別擔心，我沒有要告訴你哪些食物比其他食物更好，我們的最終目標還是食物的中性化。這個部分是專門寫給那些無法不批判特定食物的人，寫給那些忘不掉對於某些原料或添加劑的恐怖傳聞的人，寫給仍然害怕「垃圾」食物的人。我不是要你馬上開始評判食物，而是希望你能更輕鬆地面對懷抱成見的食物。

不要執著於讓你的食物「純淨」或「健康」，更別提「健康」在每個身體的定義都不盡相同了。因此，「健康」的詳細定義反倒沒那麼重要，比較值得一談的是我們對某些「垃圾」食物近乎偏執的避免和批評。而當我說「垃圾」時，指的是你認為的「垃圾」食物。

如果你渴望並享受有機營養的食物，那麼我完全支持；但施行「去他的飲食法」時如果還執著於原形食物……就失去意義了。這麼做會讓你產生壓力和煩惱，而且農場直送的有機產品對大多數的人來說都是不小的經濟負擔。不過這部分留給其他書去探討，我們回到飲食障礙上吧。

因為真心想吃而去找特定的食物，和因為執著與恐懼不敢接受代替品，這兩者是完全不同的。恐懼、壓力和執著一定會帶來負面的影響。對健康食物的過度執著是不健康的，對於「垃圾」食物的恐懼也永遠不會有好處。

如果你發現自己還是卡在對垃圾食物的批判中，與其期待恐懼或批判在一夜之間改變，我認為合理的目標是允許自己吃任何你心中認定的垃圾食物，即便是你能想到最垃圾的垃圾食物也一樣。在往後的人生裡，你可以一直吃垃圾食物，而我是真心的。你不只可以吃，還可以吃很多，可以好好享受，並發現即使吃了你認為不健康的食物，你還是可以活得很好。因為在飢荒中，連奇多起司餅乾都可以幫助你活下去啊。

我的重點是：吃就對了。營養並不是黑白分明的，你的身體將越來越能告訴你什麼可以負擔，什麼沒辦法。而我之所以提到「垃圾」食物，是因為即便最糟糕的食物，在「去他的飲食法」都是可以接受的，因為……不需要太激進嘛。

對食物的完美主義並沒有為我們帶來任何好處，而對飲食所感受到的壓力帶來的傷害顯然超過食物本身。研究顯示，壓力會改變腸道的細菌，[45]可能會使消化減慢或停止，並且造成發炎。[46]腸黏膜可以說是神經系統的一部分，而我們體內的任何作用都是彼此相連的。在生理上，壓力會影響我們的身體、神經系統、生理功能和作用。另一方面，在較為正常平靜的情況下，我們的身體會本能地攝取食物中好的部分，排除不好的部分。總結來說，不妨就順其自然，讓自己吃任何想吃的東西，無論是「原形」或「垃圾」食物都沒關係。

我國小到高中的朋友都吃水果軟糖、速食午餐和脆麥片長大，只有我吃有機的豆子、米飯、豆腐、杏仁奶油和有機全麥皮塔餅，猜猜誰的健康出了問題？我。我並不責怪自己吃的東西，只是想說，健康很複雜，不只是慎選我們吃的東西或是避開垃圾食物就好。

垃圾食物不會毀了你的人生。事實上，從長遠的角度來看，它能幫助我們不再抗拒，不再害怕食物，終於能好好傾聽自己的身體到底想要什麼。通常答案會是美麗的、手工的、農場直送的食物，但有時也會是美味的、沒什麼營養的垃圾食物。

垃圾減肥食品

聽著，從現在開始，你可以吃任何想吃的東西。但我想要反對減肥食品，主要的原因是：我們想提供身體真正的卡路里，為什麼要減肥食品？

減肥食品提倡的是「零卡食物」這樣的概念。它們生產於實驗室，行銷的重點在於健康和減重。這都是騙局，有許多證據都顯示，當你吃代糖（阿斯巴甜、善品糖等）時，你的身體還是會認為攝取了糖分，於是分泌出胰島素，但卻沒有任何糖分可以利用，因此反而會帶來傷害，造成低血糖或壓力荷爾蒙升高等。

我很想說，從定義來看，減肥食品和「去他的飲食法」是互斥的，因為我試著帶領你擁抱真正的卡路里，而不是低卡的食物。然而，畢竟是「去他的飲食法」，如果我說「不准」喝健怡可樂會給你壓力，那麼老天啊，就隨你自己的意思吧。不過我會希望你誠實面對自己：為什麼你還是選擇健怡可樂？你是從何時又是為何開始喝健怡可樂的？

有些人堅持他們真的喜歡那個味道，而身為曾經一天喝五瓶健怡可樂的前減肥者，我很懷疑這一點。我有一位學生發誓她真的喜歡某款零卡果汁飲，後來才發現之所以買來放冰箱，是因為她內心深處還是想減重的。

各位……，代糖的味道很可怕。然而，你是老大，想怎麼做就（去他的）做吧！

・・・所謂的純淨並不存在

當我十四歲時，被診斷為多囊性卵巢症候群，這種荷爾蒙及代謝方面的症候群通常和胰島素抗性與體重增加有關。基本上，沒有人知道成因是什麼，也沒有辦法治療，於是醫生通常會要患者節食減重。因此，我聽從建議，並堅定地告訴自己：如果我能做得很完美，就能讓多囊消失。我會減重，完美飲食，並且痊癒。

我認為自己得清除身體的碳水化合物、垃圾食物，並且擺脫顯然不健康的體脂肪。而如果你好奇成果如何，答案是長達十年的悲慘災難。節食減肥反而讓我經常暴飲暴食，自我價值低落。我對「純淨」的概念極度執著，沒有什麼能讓我滿意，總覺得食物不夠純淨，身體也永遠不夠純淨。

這在醫學上稱為「健康食品癡迷症」（orthorexia），通常會伴隨卡路里控制和對體重的過度執著發生，但這種病症本身就已經很悲慘了。健康食品癡迷症很常見，也很容易被誤認為過著「健康的生活」。當你罹患此病症時，很容易說服自己，你只是注意健康而已。但執迷無論如何都不會是健康的。

假如你不確定自己是否符合此症狀？有個很快的判定方式：如果你的行動已經造成壓力、恐慌或執迷，代表那並不值得，而且也不會有效果。在「去他的飲食法」中，吃垃圾食物對於過度執迷健康食品的人特別有療效。

允許自己吃垃圾食物就像心理上的藥物，像是健康食品癡迷症在認知行為學的療法。你必須讓自己的容忍值提高，更中性地看待曾經讓你懼怕的食物。在那之前，你的健康食品癡迷症都會持續對你造成陰影。

害怕「垃圾食物」（無論你心目中的垃圾食物有哪些）只會讓生活充滿不必要的痛苦而已。而且還很不切實際，因為在外面的花花世界裡，你永遠得面對各種垃圾食物。除非你不介意每一步都帶著不理性的恐懼，否則很值得下點功夫努力克服。純淨並不存在，因此這類的想法不但充滿誤導性，而且反映了控制和恐懼。

假如你有長期的健康問題，我能感同身受。有些人的身體確實比別人更無法承受重金屬或化學物質等，而每個人也都有各自的弱點。但追求純淨是沒有用的，因為純淨並不存在，我們的身體、健康和食物也不是這麼運作。相對的，我們應該重新思考看待健康的方式。

如果是以前，有人把他們不純淨的玉米片放進我純淨的酪梨裡，我會覺得他們毀了我努力的所有成果，而我的飲食已經夠悲慘、執著、純淨、完美了。我這麼努力，或許很快就能改善不好的症狀變得健康，但他們不乾淨的玉米片會毀了一切。一點玉米片就足以讓我崩潰，內心充滿恐慌。

當時那種全有或全無的飲食法似乎給了我承諾：一旦透過純淨完美的飲食讓身體修復，就永遠不會再對食物執迷。純淨會淨化我，會將我治癒，抹除我所有的渴望，而我的暴飲暴食和旺盛食慾都會消失。

這是不會有效的，也不應該有效。因為渴望和食慾都是人性的一部分，就像各種情緒一樣。試圖壓抑渴望只會引發反撲，讓我們變得更加執迷。

•••我們不需要綠色蔬果汁來排毒

我的針灸師傅曾告訴我：「忘了『排毒』吧，何不把對健康的想法改成『支持』自己的身體？或肝臟？或荷爾蒙？」我們都需要改變對於健康的看法：支持並滋養身體，而不是淨化。如果開始支持身體的運作、循環和休養，我們的身體就會大幅改善，而天生的排毒系統才能自然作用。

要吃讓你感到滋養的食物、讓你能真正飽足的食物、能滿足你渴望的食物，以及讓你覺得快樂滿足的食物。當然，有時可能是餅乾，但有時也會是湯、義大利麵、波菜沙拉，或是任何其他食物。

在限制食量的心態下，「排除」特定的食物或原料很快就會使飲食失調。答案是加入營養，而不是移除食物。要記得，傾聽你的渴望能幫助你決定今天要給自己補充什麼養分。舉例來說，如果你覺得消化需要幫助，或許可以不要限制飲食，而是加入益生菌等幫助治療的食物？如果你需要或想要更多蔬果，別嘗試蔬菜汁排毒，不妨就在正餐多加一點綠色食物吧！

事實是，你可以隨心所欲，用任何想要的方式進食。你可以加入或移除任何自己選擇的食物。每一天的每一餐，你都是老大。假如某種食物讓你覺得不對勁，你當然有資格避開它，或是做些別的嘗試。然而，**我希望你改變對食物和健康的既定看法，開始接受「少一點不見得比較好」**。**有時候，少一點實際上就……差了一點**。

我們真的需要多元且高卡路里的食物，才能支持自己的身體去排毒和修復。我們的荷爾蒙、骨骼、肌肉、大腦和在世界上的所有活動，都需要食物的支持。開始用自己選擇的方式滋養自己吧！

太多、太多的減肥規則

你認為甜甜圈吃下去會直接變成屁股的贅肉嗎？雞蛋含有太高的膽固醇？水果糖分太高？睡前三個小時不能吃東西？麩質有一天會殺死每個人？

我們應該要好好評估檢視所有的減肥書和減肥法對我們造成的影響。各種的減肥法則才是使我們和食物關係失控的原因，而這些法則至今仍在我們的潛意識中嗡嗡作響，甚至讓我們時而難以控制地暴飲暴食。它們不應該再存在於我們的生命中。

一位學生最近和我分享了她對於食物與人生的體悟：「想到食物的規則就讓我想到人生中不知不覺內化了的各種『規矩』。例如別人總是要我貫徹始終（盤子裡的食物要吃乾淨）。我在想，或許對食物建立起健康的心態，就能幫助我在人生中擁有健康的心態，一切都是息息相關的。」

你或許也會有這類的體悟。一旦你開始發掘自己對食物的規矩，就會發現人生的每個層面都有上百萬條小規則。如果能覺察並關注自己潛意識中的規矩，會帶給我們很大的助益，因為它們將不再能從黑暗中操縱我們。

舊的節食減肥規則

首先，列出你嘗試過的減肥法清單，無論時間長短都寫上去。接著，寫下這些方法深植於腦海中的規矩。下一步，列出你從家人、網路或優格廣告中吸收的各種規則。逐一檢視這些規則，並寫出反證，然後把這張清單燒了。或者別那麼戲劇化，就在最後寫個「再見減肥飲料」，然後燒了它。

但我的健康怎麼辦呢？

你不需要放棄健康，但這本書會希望你重新定義健康、追求健康的方式，以及食物和體重在人生中所扮演的角色。我希望你能思考一下，或許你在追求健康的過程中焦點放錯了。我希望你想想，所謂的「體重相關疾病」或許根本不是由體重造成，而是和壓力有關。而節食減肥正好是最容易讓身體處於壓力狀態的方式之一。

與食物的關係失衡是不健康的，而長期的節食減肥和體重起伏也沒有好處。因此，從根本上來說，「去他的飲食法」目標不只是改善生理的健康，也希望能提升心理、情緒和性靈上的健康。

健康是個複雜的問題，有許多因素都會帶來影響。但生活在代謝受到抑制的情況下，不只會傷害健康，也會影響我們與身體連結的能力和真正的食慾。較低的體重不見得等於較好的健康狀態，反之亦然。如果能改變這樣的觀念，就能改變一切。要記得，體重較重的人也能很健康，多餘的脂肪甚至能在手術後的復原中提供保護的作用。事實上，身體質量指數「過重」的人反而比較不容易死於心臟手術，平均壽命也較長。[47] 健康代表的是傾聽自己的身體，而「去他的飲食法」最大的重點就是幫助我們和食物恢復正常的關係，最終能輕易地傾聽自己真正想要和需要的。

然而，如果你的代謝已經受損，又懼怕大部分的食物，那麼傾聽自己的身體幾乎是不可能的任務。當你的身體不斷吶喊需要更多卡路里時，你要怎麼好好傾聽？**當你批判著九成五的食物，又害怕自己體重增加，要如何依循身體的**

需求？辦不到就是辦不到，你永遠不可能直覺地進食。

因此，假如你追求的是健康，是給身體真正需要的，就必須完成「去他的飲食法」這段旅程。一旦開始實行，你的身體會漸漸變得大聲，你也更能真正地傾聽和追尋身體需要的，而不再感到壓力和困惑，也不會再執著於食物和纖細苗條的身材。

瑟拉斯特告訴我：「一開始的時候，我只想要重口味的油膩食物，但某天我突然渴望冰涼爽口的沙拉。我覺得很訝異，因為我從來沒想吃沙拉過。事實上，我以前非常厭惡沙拉，幾乎到難以下嚥的地步。如今，我發現自己想吃的東西多元而廣泛，而我只會在餓的時候吃。這種感覺很棒！」

更甚者，有許多人都發現，在除去所有飲食規則之後，他們的健康狀況就改善了。凱莉寫信和我分享她在進行「去他的飲食法」後出現的健康改變：「我好幾個月來都在對抗膽固醇過高的問題，常必須改變藥物和飲食。自從『去他的飲食法』開始，我盡情吃自己想吃的，不去管可能對膽固醇有什麼影響。現在，我的各項指數都前所未有地好！真是太不可思議了！！！！！！」（是的，她真的加了這麼多驚嘆號。）當然，我不是說每個人都能有相同的體驗，但有時候你就是需要相信你的身體。

沒有人能知道最健康的飲食是如何。我曾經從不同的醫生和營養師身上，得到相互衝突的飲食建議。其中一人建議我採取原始人飲食法，要高脂肪、大量肉類、低碳水化合物，不要穀類和水果，而且為了消化，絕對不能有碳水化合物加上蛋白質的組合。有一位告訴我要吃大量的全麥類和少量蛋白質，並且強調碳水化合物配合蛋白質對血糖有益。另一位告訴我飲食要以水果和蔬菜為主，最好能吃素食。還有一位說要配合血型來吃，不能攝取任何麩質。

各位，這真是太荒謬了。**假如你統整所有醫生建議的飲食中不好的食物，會發現每一種食物都不好，反之亦然**。試圖整合並遵循所有的規則和建議，只會讓你錯亂困惑而已。

如果你確信某種飲食法毫無疑問是最正確的，你會發現有科學家完全站在相反的立場。我聽過許多人宣稱素食治好了他們的荷爾蒙失調，但也有許多人認為是素食造成他們荷爾蒙失調。關於飲食並沒有終極的真相，因為影響健康的因素太多，不只是食物本身，更涵蓋了我們消化處理食物的方式。全世界有各式各樣的人，住在截然不同的環境裡，如果要假定有所謂的完美飲食法……算了吧。別管什麼終極的真相了，相對的，接受自己在不同的日子會需要不同的東西，在人生不同的階段也是。

健康比起單純的數學公式要更複雜全面多了。我們一直被誤導，認為體重和飲食是左右健康最大的因素，但這不是真的。瑪莉莎・法貝洛如是說：「西方的醫學將健康過度醫學化了。乍看之下很合理，但那是因為我們經歷社會化，相信自己的身體應該像機械一樣，只要稍微經過醫生調整，就能活得健康長久。但事實不然，我們的健康不只取決於身體和生理狀態……所以我們得想得更全面一點。不是說醫學不對，而是醫學有其侷限性。」48

我接下來想說的或許有點爭議性，但……我們其實不需要一輩子追求完全的健康和治癒。這句話可是來自我這個一生追求治癒的人。我的身體充滿痛苦掙扎（基因、環境、情緒和生理上都有），而許多年來不斷想靠著節食減重來改善，卻只是每下愈況。我認為一切都是自己的錯，但其實不然。當我終於領悟到這一點，就像重新獲得了自由。我因為不夠健康而在身上加諸許多壓力和自責，反而讓自己更加寸步難行，深陷泥淖。

不是每個人對於「對抗慢性健康問題」都心有戚戚焉，但假如你是的話……我希望你也能得到解放。你已經嘗試了，你也很在乎，但有時候就是沒辦法解決。就像有些事情我們無論如何都不能完全掌控，有些時候只要一片披薩就真的有療效。人生就是這麼驚奇又神祕。

我們並不需要把一切都弄得清清楚楚。如果身體健康的代價是心理健康和生活的品質，那還能算得上健康嗎？這樣的健康能持久嗎？

對我來說，「去他的飲食法」是通往更圓滿的健康最合理的步驟。長久以來，我在飲食方面總是嚴格克制，終於體悟到限制對壓力荷爾蒙、身體代謝和心理健康的影響。除此之外，我也了解了碳水化合物與糖分只是受到汙名化，實際上卻有治療的效果。原來多年的節食減肥只傷害了我的健康，而沒有帶來絲毫的改善。

而今，我真心相信**不限制飲食才是對身心健康、新陳代謝、營養吸收和發炎指數最好的選擇**。不只如此，**如果你花時間餵飽、感受並傾聽身體，身體就會開始和你對話**。

請記得，如果你因為恐懼而無法跨出第一步，你永遠可以向理念相同的營養學或飲食專家諮詢，尋求他們協助你走出偏執的節食或飲食障礙。但要小心，很多營養學家本身就有飲食問題和體重偏見，所以得找到願意幫助你的人，而不是讓整個過程更加混亂的。你的渴望才是老大。

「但……我常常暴飲暴食？！」

有太多人認為因為自己暴飲暴食，這套方法對他們無效。他們會想：好吧……我了解為什麼那些節制飲食的人需要專注在吃東西上，但我可沒少吃，甚至已經吃過頭了，大部分時間都暴飲暴食。

但事實是這樣的：大部分節食減肥的人同時也有暴食的問題。我自己如此，我九成五的讀者和學生也是如此。這本書其實可以說是寫給暴食者的，而不是厭食者。我喜歡把飲食障礙想成一道光譜，厭食症和暴食症在其中一端，而輕鬆中性的進食（我們的目標）則在另外一端。「去他的飲食法」目標是幫助飲食失調的人，位置大概落在光譜中間。有些人一生在節食和暴食間擺盪，有些人則只是隨興地輕度節食減肥。這倒不代表本書不能幫助厭食者或暴食者，但罹患這類病症的人通常會需要專業的支持。再次重申，如果你經歷強烈的節食或自我傷害，請一定、一定要尋求幫助。你可以在 nationaleatingdisorders.org 這個網站上找到資源，或是撥打他們的求助專線（800）931-2237（美國地區）。

最大的問題是：飲食失調的人都有飲食障礙嗎？老實說，答案取決於你對障礙的定義。但若是問我的看法，我會輕聲說：對，因為他們都處在飲食障礙的光譜上。

但對於自認為暴食者的人來說，問題就在此：他們認為暴飲暴食的解藥是更多的控制，卻不了解控制對他們造成的影響。大多數的暴食者都認為暴食症是單一事件，只要「更正確地節食」就能治好，但這就是限制。如果你擔心自己有暴食症，你或許沒有。單純的暴食症相當少見，通常是源於認知失調，使你無法感受到飽足。[49] 如果你曾經限制飲食或節食過，從根本的定義來看你就沒有暴食症。你的暴食幾乎可以肯定是反應性的疾病，[50] 是對於過去的節食或限制的反應。在節食過後，身體會為了存活而大量進食，即便你的節食只持續了半天也是。

我的學生金姆告訴我：「我曾經以為自己潛意識的某個部分，只要一有機會就會大吃特吃，所以我需要隨時克制警戒。我也以為自己的暴食問題是因為現代的食品加了很多成癮性的添加物。我的意思是，這麼多年來我實行的都是偽直覺飲食，假裝傾聽自己的飢餓，卻總是想阻止自己『吃過頭』。在『去他的飲食法』之後，我接受了所有的食物，不再害怕吃太多……暴食不再是問題了。即便是有添加物的食品也不再能控制我，我沒那麼在乎了。真的很神奇。」

暴食不是因為生存模式出了錯，恰好相反，生存模式就是如此。然而，如果我們竭力對抗，就會覺得有什麼很不對勁。因此，「去他的飲食法」百分百適用在暴食者身上，因為當身體處於一個持續有反應的狀態，唯有進食才能治癒。

在暴食狀態到底該做什麼？

假如你擔心情緒化的進食，那麼你並不孤單。大部分的人都認為自己的飲食會受到情緒的影響，或是罹患了暴食症。他們也常認為這兩者是一樣的。我們很快就會更深入地討論情緒性的進食，但在這裡要先強調，這和暴食是不一樣的。暴食是我們對飲食限制所產生的恐慌、不理智的反應。是那種「我可以吃下全世界」的進食狀態，是節食和飢荒模式的結果。

然而，如果你已經進入暴食狀態，知道這些也不會有幫助。所以身陷其中又該怎麼辦呢？在失去控制的恐怖感受中，不斷捲入對食物強迫症般的瘋狂時，我們又能如何？

答案是重新定義整件事。首先，不要再抗拒。當你開始抗拒，無異於創造出惡性循環，讓自己陷入恐慌中。喔不，我在暴飲暴食？我不應該暴飲暴食！你會讓自己越來越難脫離這讓人崩潰的瘋狂漩渦。一旦你希望暴食停止，就是給自己更多的壓力和心理限制，只會讓情況更糟糕。我做錯了，這樣不對！

我知道這看起來只像愚蠢的心理遊戲，但卻反映了停止抗拒的兩難。一旦你決定當下發生的事不該發生，你就會崩潰失控；一旦你崩潰失控，你就完了。你會開始為自己的自然反應貼標籤、汙名化，而不是懷抱更無害的態度：啊，看這情況，我或許會在半夜來場完美的「小宴會」，或許我在某方面還有所限制壓抑吧。

我們甚至可以為暴食取別的稱呼，想怎麼叫都隨你，例如：盛宴、飢荒修復、吃東西治療。叫什麼都沒關係，重要的是你必須讓自己知道，發生的狀況並不要緊，甚至對身體有所助益。重要的是告訴自己，想吃很多東西是完全正常、完全重要、完全可以接受的。就好好坐下來，放慢腳步享受吧。

放慢腳步的重點並不是因此讓自己少吃一點，而是讓自己放下抵抗，真正允許自己吃東西。我不會要你細嚼慢嚥，每一口之間都要喝一口水，或是用芹菜把肚子填飽，又或是任何你暴食會做的事。因為這樣的指令很荒謬，而且也算限制的一種。去他的。

我想告訴你的是坐下來，慢下來，好好享受，向自己證明你是可以吃東西的，隨時都可以。如果你認為自己在暴食，就算吃和以前同樣分量的東西也沒關係，只要放慢一點，提醒自己你完全得到吃的許可。

我是認真的。目標不是停止進食，而是完全相反的吃東西。因為唯有透過吃東西，才能讓我們達到新的境界，可以在吃東西時不再感到失控。當你允許自己坐著真正吃東西，不再急著吃完，不再因為「明天不能這麼吃」而硬塞，不再想著「為什麼我一直這樣？」那麼我向你保證，一切都會不同。這會是嶄新而勇敢的世界，你的飢餓是你的朋友，你（去他的）就吃吧！

「去他的飲食法」難道不會造成肥胖？

如果我們真的想探討「肥胖流行」，或許正確的方法是帶著尊重。

——蜜雪兒．艾利森，肥胖營養師

害怕體重增加的人總是會問：「好吧，如果答案就是吃東西，那為什麼有人體重會超過三百、四百磅？難道肥胖不是由某種『去他的飲食法』造成的？」

不，標準體重的範圍是個複雜的問題，有許多因素互相影響。在許多案例中，一個人的體重範圍受到基因的影響，有時繼承自體驗過飢荒的祖先。也有可能是荷爾蒙、甲狀腺或是更系統性的分泌失衡，通常也是環境或基因的影響，無論如何控制飲食或自我羞辱都不可能治好。體重基準點提高的原因，則很可能是節食和限制帶來的營養不足或代謝抑制，於是體重不斷高低擺盪。

最重要的是，體重的範圍比我們自身的努力或意志力都還要強大。因此，如果想要加以對抗，只會使自己更加悲慘飢餓而已。我們必須記得，**節食百分之百會讓我們的代謝混亂，使得體重範圍持續提高**。[51] 這是最大的悲劇：別人告訴我們的「拯救自己」方法，只會讓一切更加失控。

順帶一提，「肥胖」和「過重」這兩個詞反映的都是羞辱的問題。如果試圖用恐嚇和羞辱逼人減重，不只不會有效果，更可能會傷害對方與食物和身體的關係、自我價值，以及身心的健康。**體重的汙名化和歧視不會讓任何人燃起追求健康苗條的動力，只會讓人陷入體重的惡性循環、飲食障礙、痛苦的情緒，以及無限的壓力，時間一久將會摧毀健康。**[52]

我們的終極目標是修復和食物之間失衡、沉溺的關係。我知道這和你之前所學所知的都不一樣，但主流的節食減重完全無法達到任何成效，無論是對我們的飲食習慣或體重都沒有幫助。因此，雖然可能顯得激進，但在食慾和體重控管等方面，不妨認真相信自己的身體吧。不要成為自己最大的阻礙了。

「但……認真說，如果我有健康問題該怎麼辦？」

我們已經知道，長遠看來節食並不是體重的答案。無論別人怎麼說，無論普遍的知識或常識為何，節食帶來的通常都只是反效果。你願意敞開心胸，接受節食很可能對其他健康問題也毫無幫助嗎？

你真的確信自己的健康問題能透過特定的飲食方式來解決嗎？我希望你能毫無保留地對自己坦承。除非你有乳糜瀉、糖尿病、嚴重的花生過敏，或是類似的嚴重病症，否則施行任何飲食法（以我自己來說，甚至連醫生建議的飲食也一樣）或許都沒有必要、沒有幫助，會妨礙我們真正直覺、健康地飲食。

假如乳製品會讓你的胃不舒服，我不會要你忽略這一點，逼自己大口喝牛奶。任何人都不應該靠著讓自己難受的食物活下去。但我要說的是，對於特定食物的偏執、完美主義或恐懼會使我們深陷惡性循環，賦予該食物太大的影響力，同時也可能造成壓力相關的健康問題。相對的，如果你對牛奶保持中性的看法，就比較能傾聽自己身體想要和需要的。（而且你將不會再單純因為恐懼和壓力出現消化上的問題。）

我的學生茉莉是身材厚片的瑜珈老師，她一直希望懷孕，卻遭遇許多困難。她的醫生告訴她，如果想懷孕就得避免碳水化合物並且減重。她很胖，而且有多囊性卵巢症候群，因此她的荷爾蒙問題被歸因為體重和「不完美」飲食的影響。於是，她遵從醫生們的建議開始節食，也減了一些體重（當然，過程偏執而悲慘）。她完全按照醫生的指示飲食，卻還是沒能懷孕。而她覺得這完全是自己的錯，是自己做得還不夠，還沒能減掉足夠的體重。

最終，她選擇走上「去他的飲食法」，並且開始在營養師的推薦下，用特定的補充品來輔助胰島素反應。我們一起努力，而她開始吃自己想吃的東西，也不再嘗試減重。猜猜誰在沒有遵守醫囑低碳水化合物飲食也沒有減重的情況下懷孕了，現在有個健康的一歲小孩？

「學習去愛、去相信自己的身體並不容易……但看著我甜美的女兒，我了解到自己的價值絕對不是來自外表、體重或完美『純淨』的飲食。我很高興自己可以教導她這樣的真相，也希望如果有人逼迫她節食減肥，她會自信地說『去他的』。」

當然，每個人的經驗都會有所不同，但這類治癒的故事很普遍。舉例來說，布莉姬曾經認為自己沒辦法吃乳製品，後來卻發現她之所以乳糖不耐，是因為她曾逼迫自己戒掉乳製品。如今，她每天都快樂地享用乳製品。

梅里蒂斯的醫生希望她實行「低發酵性碳水化合物飲食法」（Low FODMAPs Diet）來控制腸躁症。FODMAP 是許多食物成分的縮寫，這些食物對某些人來說可能特別難以吸收。因此，在將近兩年的期間內，她吃的東西相當有限，避開了小麥、糖、特定的蔬菜水果、乳製品及許多其他食物。「現在我了解到，我想要吃什麼都可以。而實際上，腸躁症只是我的消化系統正在從飲食失調中恢復，有一些毛病和一大堆壓力而已。」

卡拉最近和我分享：「我一直都有『腸道問題』，以前試過各種飲食法，也服用四種藥物來控制症狀。但現在我解脫了！知道我怎麼辦到的嗎？吃東西，吃更多食物，每天都攝取足夠的食物。很神奇，對吧？」

當然，對食物的不耐症確實存在，而我們無論如何都不該逼自己吃會帶來痛苦或不適的食物。這是「去他的飲食法」美好的地方，我們不需要吃任何讓自己感覺不對勁的東西，無論理由是不想要，或是會造成胃痛和頭痛。然而，我允許你不因此感到罪惡感或恐懼，你不需要吃得很完美。而隨著時間過去，你或許會發現自己能接受的比想像中更多。

即便你有嚴重的食物過敏或糖尿病，你仍然應該在必要的限制下，學習傾聽自己的渴望和飢餓。你也應該諮詢自己信任的健康照護者，我在以下的網站上提供了相關的資源列表：thefuckitdiet.com/resources。

我有一位客戶嫁給外科醫生，而他總是要患者在接受治療之前先減重。最近，她問丈夫到底有多少人真的減重了再回來，他的答案是：「嗯……從來沒有。」沒有任何人。這意味著病患很可能試圖減重，但失敗了，所以沒有回來複診。但他們可能持續努力，體重高低起伏，而我們已經知道這對健康很不好。又或者，他們找到了願意接受並治療他們的醫生。

不幸的是，抱持體重偏見的醫生出乎意料地普遍。他們不會用幫助比較瘦的患者的方式幫助肥胖者，而是堅持在對方減重之前，他們無計可施。他們通常認定肥胖患者的健康問題都是咎由自取，體重就是一切病症的肇因，即便實際上體重和遺傳的關節問題、荷爾蒙失衡或慢性病沒有關係，或只是其副作用而已。[53]

假如你發現自己的醫生過度聚焦在體重上，或許可以問問他們會怎麼治療有同樣狀況的苗條病患，並堅持用同樣的治療方式。或是換個醫生吧。無論短期或長遠看來，如果可以找到一個不把一切怪罪於體重，而好好支持你的醫生，對你都是最好的。

如果你對健康感到焦慮，只要記得你並沒有完全失控，只是在學習怎麼吃而已。你在學習不要避開雜誌宣稱對身體不好的食物，並且挑戰「體重造成一切健康問題」的這個錯誤觀念。

找個對體重抱持中性觀點的醫生

如果你害怕看醫生，或覺得你的醫生不支持你和身體新建立的關係，那麼你值得去找一個無論胖瘦，都願意陪你一起努力的醫生。試著找到無論你體重如何，都會給你同樣對待的醫生。你絕對有權利在追尋健康的過程中，不因為體重或飲食而受到羞辱。

工具二
躺下來

我不想要「挺身而進」[*2]，我想要躺下來。

——單口喜劇演員 黃艾莉

沒錯，真的就是躺下來。

每一天花至少十分鐘躺下來，可以是工作下班、午餐時間、孩子午睡時、在學校裡、練習足球時。躺下來，躺在床上，躺在沙發上，躺在地板上，躺在瑜珈墊上。我不在乎你躺在哪，躺下就對了。閉上眼睛，在那十分鐘內什麼也不要做。

你可以讓自己舒服點，想要的話用枕頭、毛毯或眼罩都行。但什麼也不要做，就這麼躺著十分鐘。

你或許會很想要帶手機上床滑，但別這麼做。不看手機正是這十分鐘和一整天其他時間最大的不同：我希望給你自己一些時間暫停下來。不要有任何計畫，不要接收任何資訊，不要思考什麼問題，不要滑手機。

你的大腦不會停止運轉，永遠也不可能。但這沒關係，這是大腦正常的樣子。但如果大腦想暫停一下，就該允許它。給大腦休息的機會，即便大腦並沒有這麼做也沒關係。

我們從不讓自己休息，不覺得自己有休息的資格。我們不認為自己得到允許，可以在生理、心理或情緒上留一點時間給自己。我們會覺得這並不值得，或是沒有幫助。但正因為我們從不放慢腳步，我們的壓力荷爾蒙總是全力衝刺。生理上來說，壓力荷爾蒙過高真的可能會提升疾病的風險。[54] 而心理上來說，這使我們長期處於持續的警戒狀態，隨時準備觸發戰鬥或逃命的模式。

＊2 臉書營運長雪柔・桑德伯格（Sheryl Sandberg）於二〇一三年出版《挺身而進》，呼籲女性應破除內在障礙，積極進取，提高事業上的企圖心，立志成為領域領導者。

我們總以為再對自己嚴苛一點才是答案，但其實不然。躺下來吧。

如果你不相信自己**有資格**躺下來，十分鐘之內什麼也不要做，那麼你真的、真的非常需要躺下來，十分鐘之內什麼都別做。

如果你不相信自己**有時間**躺下來，十分鐘之內什麼也不要做，那麼你真的、真的非常需要躺下來，十分鐘之內什麼都別做。

我的學生奇雅拉告訴我：「我一開始感到抗拒和懷疑，但真的很難相信躺下來對我的人生帶來了多大的改變。躺下來是多麼簡單，卻能帶給我們多大的修復力。它不但讓我更冷靜，我覺得自己變得更好、更善良了。」

這是生理上的自我照護，給自己的身體真正的、成熟的放鬆時間。向自己證明，你有資格平躺十分鐘。嘿，如果你想開始一天躺著兩小時，我也永遠、絕對不會試圖阻止你。

休息是一門高貴的藝術

當我緩慢但確實地帶自己走過「去他的飲食法」，我領悟到休息是如此地不可或缺。不只是生理上的影響，心理、情緒和更性靈、象徵性的變化也很重要。假如你抗拒休息（許多人都如此），請不要忘記休息遲早會找上你，或許就在幾個月、幾年之後。如果想走完「去他的飲食法」之旅，少了休息是不可能的。躺下來十分鐘只是休息這件事的冰山一角而已。

這是個好消息，**因為休息真的太棒了**。然而，許多人唯有不斷工作和生產才會覺得自己有價值，因此潛意識地害怕休息。休息是工作狂的解藥，是完全不停歇、持續工作的解藥，而擁有這樣工作型態的人，通常都伴隨著飲食和身體形象方面的問題。

從最生理的層面來看，節食會讓你處在持續分泌腎上腺素和皮質醇的狀態。你的生存模式已經啟動，所以或許會讓身體在卡路里受到限制時感受到一些狂喜，甚至讓身體不攝取充足的卡路里，不傾聽休息的需求，只是一味地過度運動、工作、擔憂，沒辦法靜靜地坐著或休息。

在真正的衝突掙扎中，生存模式很有幫助（例如戰爭、飢荒、被獅子追捕等重大危機）。生存模式能在緊要關頭拯救我們，卻無法長期保持下去。而更直白的說……沒有人能一直這樣活下去。我們潛意識對於不夠努力、不夠苗條或漂亮的恐懼，不可能一直持續下去。

隨著時間過去，這種緊繃的狀態會讓我們的身體崩潰，耗盡我們的腎上腺素，使我們的荷爾蒙混亂失調。而唯一脫離這種狀態的方法就是……好好休息，還有食物，然後再休息。順便也重新檢視自己的人生態度。

除了生理上的過度工作，我們也很少讓自己的心理和情緒休息。這會回過頭來影響我們的身體。即便只是稍微覺得自己成就不夠高，或是進度不夠快，都可能使身體處在過度消耗的輕度焦慮狀態，讓壓力荷爾蒙升高。心理會影響身體，身體再影響心理，如此的惡性循環會使我們像不斷跑動滾輪的倉鼠一樣，雖然壓力滿點，卻不知源頭在哪。

有些人或許認為自己不是工作狂、事業野心不強，對於休息、放鬆、什麼都不做的時光卻感到出乎意料的壓力。我們不覺得自己有資格，當然也完全不覺得自己能安於不完美的身體。然而，我的朋友啊，這會使你一輩子都活在疲憊和悲慘之中。

我們的自主神經系統有兩個部分，分別為交感神經和副交感神經，而兩者會互相平衡。交感神經負責短期的存活：讓基礎的器官順利運作，讓你持續呼吸，也管理戰鬥或逃跑的反應模式；副交感神經則負責「休息和消化」，或是「進食及繁殖」的模式，是身體比較冷靜的部分，並且由一條主要神經連接著。

戰鬥或逃跑是一種高度警戒的狀態，會由危機觸發（例如飢荒、危險、創傷和恐懼），並且受到壓力荷爾蒙控制。長時間處於危機狀態中會導致身體發炎、代謝緩慢，以及衰弱無力。

我們的目標是關掉長期的戰鬥或逃跑模式，並轉換為另一種模式：休息和消化，進食和繁殖。唯一的方法就是休息，留一些時間給自己，吃東西，並且呼吸。事實上，呼吸能在生理上觸發副交感神經的進食／繁殖部分，那是和心臟、肺部及消化相連接的神經。活化這條神經將使我們冷靜下來，壓力荷爾蒙降低，消化改善，並且脫離高度警戒模式。這差不多就是**「去他的飲食法」在生理上最主要的目標了：冷靜下來**。

休息是這本書很重大的主題，我們在情緒的部分會再聚焦於呼吸和感受去討論。然而，脫離壓力和危機模式的挑戰不只是心理或情緒層面，生理成分也占了很重要的比例。從現在起，你要每天藉由「躺下來」給予自己少量的休息。

然而，請把這當成休息的底線。你得開始為自己留下真正足夠的時間，什麼都別做。你的身體一開始很可能會覺得更加疲憊，但終將恢復到比較健全的狀態，畢竟我們都是從腎上腺素／皮質醇高漲的「衝刺」狀態開始的。重新充電的狀態可能得花上幾個月，甚至更多，但這沒有關係。

我知道人生很累，我知道工作、孩子、家庭責任永無止盡，讓我們喘不過氣來，更不可能好好休息。但於此同時，我們卻比任何人都還需要休息。你能讓自己解脫一下嗎？你是否能為了心理健康休息一天？你能否推辭無力應付的邀約？能否先忽視沒有急迫性的事務，專心面對新的治癒任務？**休息就是你的新任務**。

我的學生梅蒂斯最近和我分享在生活中加入更多休息的體會：「一開始的時候，我內心混蛋的聲音會說我『懶惰』『沒有生產力』。但我讓自己擁有越來越長的休息時間。光是意識到身體需要多少的治療時間，特別是在情緒的方面，就足以讓人生發生改變。如今，我很認真地休息，只要有機會就睡久一點。我訂了厚重的毛毯讓自己休息時更舒服，甚至還報名了瑜珈課。整整兩個小時都用舒適的姿勢坐著，還有人幫我泰式按摩。休息真是美好得不可思議！我重獲新生了。」

馬克分享了從不斷工作生產的壓力中解放的經驗：「前幾個月我覺得毫無動力，而我很高興自己選擇了更多的休息。充分休息以後，我漸漸地又有動力做其他事。一旦我接受了休息，一切就自然地發生了。」

我們對休息都有既定的看法，可能是認為自己時間不夠，或是休息不重要、沒有幫助。但這些都是錯的。在《人生勝利聖經》（*Tools of the Titans*）這本書裡，作者提姆．法里斯訪問了許多成功人士，想知道對他們來說最重要的習慣是什麼。而對這些億萬富翁、世界級表演者和代表性人物來說，其中最常見的一項共通習慣是：以休息為優先，因為休息才能帶來永續的生產力和創造力。我們需要什麼都不做的休耕時期，不可能永遠都活在豐收之中。

好友艾瑪告訴我：「我發現，當自己以休息為優先，在其中再穿插工作時，竟然表現得比平常更聰明、更有生產力。」或許就像其他好建議一樣，你也會想方設法地避開休息這個部分，但我會永遠在這裡提醒你它的重要性。

休息

除了每天十分鐘的休息時間之外，我希望你這個星期每隔幾個小時就規劃一段「什麼事都不做」的時間。當我說「什麼都不做」，意思是要你允許自己在特定的時段完全不事生產。為自己規劃充分的放鬆時間，可以睡個午覺、看一些電視節目、逛逛商店的櫥窗。這可以是帶有你個人特色的放鬆時間，無論要穿著舒服的運動衣或最漂亮的正裝都可以。無論你想做什麼都好，但請試著好好享受，不要有任何的罪惡感。或許你也可以把它想成一種治療。（在後面的階段，我們會探討社會對我們的潛意識加諸的限制，但現在就單純享受身體上的休息吧。）

那•••運動呢？

假如你已經吃飽且充分休息了，運動就會帶來許多益處。運動能強身健體，增進血液、氧氣和淋巴的循環，而且帶來很大的成就感。

然而，當你處於飢荒狀態，或是感到虛弱疲憊時，運動就一點也不健康。過度的運動對新陳代謝的傷害就和節食與限制一樣大，這是另一種面向的限制。

為什麼過度的運動和心肺鍛鍊不健康？你可以這麼想：假如你，嗯，被一隻獅子追了五、十或二十幾英里，身體會開始感受到性命威脅，並進入腎上腺素分泌的狀態，讓你能保住體重。我們會想：還會有更多獅子追我嗎？我進食的速度能夠跟上能量的消耗嗎？於是觸發了儲存能量的狀態，以及腎上腺素高升的生存模式。假如你過度運動，特別是心肺訓練，其實無異於大量流失能量。如果你做了一大堆的運動，就需要一大堆食物來避免進入生存模式。

我們天生就要吃東西，要充分移動來完成工作，也要休息。休息是我們活著很重要的生物本能部分，是讓我們能活躍的原因。[55] 如果想要持續不斷地行動根本是瘋了，是危機的徵象，可能會讓身體誤以為陷入危機。我們沒有任何理由持續全速行進，而我們的身體也會因此做出反應。

意思是說，如果你覺得累了，就需要休息。在「去他的飲食法」一開始，你或許會連續感覺疲憊好幾個月，甚至更久。你應該還記得假如要從飢荒狀態中恢復，強烈持久的疲累是完全正常的。

我無法預測你個人的休息需求有多少，但只要你覺得很累，很想休息……

就休息吧。悠閒散步或做瑜珈？你喜歡的話就沒問題。你的身體需要多久，就讓自己休息多久，用自己覺得舒服的方式行動就好。你永遠不需要做任何你不喜歡的運動，在你覺得疲勞時甚至連運動都不需要。因此，如果你已經很累了，就別在睡前再擠出時間跑步；如果你累到會從跑步機上摔下來，就別拖著身體上健身房。

從現在開始，你要和運動建立嶄新而長久的關係，讓運動提升你的生命，而不再覺得像一種處罰，也不再想要逃離自己的疲憊或其他感受。從現在開始，每一天、每個星期都要用心感受：我已經休息夠了，吃夠飽了，可以運動了嗎？

我只希望你能了解，如果在代謝受損的情況下還勉強運動，會造成多大的傷害。當我們消耗過多能量時，就會開始儲存（疲憊、代謝降低）。我們不是機器，單純的卡路里攝取與消耗的對比並不成立。就像限制飲食一樣，過度運動所帶來的效果會和我們預期的完全相反。這會使我們陷入惡性循環，永遠卡在「去他的飲食法」最開頭，幾乎沒辦法體驗到任何益處。

對某些人來說，如果能運動少一點，休息多一點，會是最難以想像的好事，但對某些人來說卻是最糟的。因此，假如你是運動狂熱者，對於休息感到不知所措，那就從躺下來和其他輕鬆的活動開始，再慢慢加入更多的休息。**請將運**

動重新定義為休息充足後才能進行的活動。

我的學生莫拉曾是個工作狂，總是過度運動，而且節食減肥。她告訴我：「允許自己休息，完全不強迫自己移動以後，我和身體動作的關係開始恢復了。我的身體開始會渴望特定的動作，而我也能真的享受其中。但首先，我得先學會休息和傾聽，而我的身體會自己釐清一切。」

荷莉葉特說：「我和運動的關係曾經很負面，因為我太常在一切失調的情況下，仍然逼迫自己去運動。我把運動當作一種懲罰和控制。讓自己解脫並充分休息了一陣子以後，我的確也會感受到運動的需求，並滿足這樣的需求。但有時候我就只是拉拉筋而已，不再強迫自己。而我認為自己能聽見、感受到身體的渴望，代表正朝著正確的方向努力，而且離恢復又更進了一步。」

在「去他的飲食法」一開始，請假設你需要休息。當你終於渴望運動時，請改變自己對於運動的看法，多注重強健身體、拉筋和血液循環，而不要想著「燃燒卡路里」。我知道這可能會讓你不安，違背了你的直覺，但唯有暫停劇烈運動一陣子，你的身體和代謝才能真正恢復。

允許自己不用運動

利用這整個星期的時間，完全允許自己不運動。讓自己休息。如果你真心渴望散個步，那麼滿足它。除此之外，完全休息。

只要你想要，這項不運動的練習要延續幾個星期都沒關係。目標是遵循你真正的渴望和衝動，而不是恐懼或強迫症。

・・・我們怎麼知道做的對不對？

如果一切順利發展，會有一些線索出現：

- 你會開始忘記自己買過的點心，而那些點心曾經令你瘋狂著迷。
- 你會開始真的注意到自己是否喜歡特定食物的味道。
- 你會注意到自己何時有心情吃特定的食物，何時則否。

• 如果你覺得飽了，或是並不是真的想要某些食物，就算吃到一半停下來也不會令你不舒服。
• 你不會再擔心吃某些東西會直接影響你的體重。
• 你甚至可能變得挑嘴，不再有心情吃以前喜歡的東西。

或許你會對許多食物失去興致，這都是正常的！這代表了改變正在發生。下面是當我詢問他們怎麼知道「去他的飲食法」是否有效時，學生和讀者們給我的答案：

我知道這有效是因為我能放下吃了一半的餅乾，發覺到它嘗起來並沒有那麼好。以前的我在全部吃完之前是不可能注意到的。

當我被甜點圍繞卻完全不心動時，就確認這是有效的。我知道自己身體想要的是橘子。

當我得花上好幾個月才能吃完一品脫的冰淇淋，而不是一口氣吃光光時，就了解到新的飲食法是有效的。

🍴

我以前總是一口氣吃掉半盒餅乾，現在卻只吃二到四片。這些改變完全不需要努力或自制力，我沒有逼自己少吃一點，反倒是接受了所有的食物。我還是會渴望甜食，但卻不會想全部吃光，只想嘗一點高品質的甜點。

🍴

我完全沒概念自己一天攝取了多少卡路里，真是太令人高興了！這對我來說很重要，因為我曾經每天像銀行存款那樣小心監控著卡路里。

🍴

我的同事帶了蛋糕來，而我的身體連一片也不想要，所以我沒浪費任何時間想著蛋糕。蛋糕整天都放在我的辦公桌旁邊，但我一點也不覺得困擾。要是在過去，我一定會整天想著它，最後把它吃掉。

🍴

我曾經覺得食物對我的心理和身體都有很大的吸引力，但現在卻覺得：「啊，我此時不想吃甜的。」當然，有時候我也會想，也會去吃。我常常會忘記廚房櫃子裡有巧克力或餅乾，這在進行「去他的飲食法」之前是絕對不可能的。有時候盒子裡還剩下一些巧克力，我卻決定不吃了！

我對於吃東西不再覺得那麼興奮。我還是喜歡吃，只是沒那麼偏執狂熱了。

我開始能夠在家裡放一些以前會引誘我的食物，不會再一直想著它，也不會硬要全部吃光光，讓自己不舒服。我還是會渴望某些食物，但卻不會再覺得自己失去控制了。

而下面這則評論總結了「去他的飲食法」中會發生的事：

基本上，當我能夠盡情地吃任何食物，反倒是讓我不再什麼都想要。

有一件事非常、非常重要：上面的這些人裡，沒有任何人靠著「試圖停止對食物的執迷」而緩解了對食物的執迷。他們都曾經試過，但**意志力並不是飲食問題的解答**。意志力讓他們一再地失敗。最終發揮效果的，反而是真的允許自己盡情地吃任何東西。這是「去他的飲食法」的精髓，而雖然我很喜歡神祕的事物，但這一點都不神祕，這是生物學。

同樣重要的是：「去他的飲食法」的任何一個部分，都沒有既定的時間表。我之所以沒有按照每個星期來分解，沒有承諾九十天內解決問題，是因為這段旅程的長度對每個人都會不同。而如果給自己時間的壓力，反而等於讓自己陷入反節食的壓力鍋裡，是違反本質的。因此，請提醒自己，你擁有無限的時間。你不需要盡快到達什麼階段，只需要做自己能做的，並相信時機成熟了改變就會發生。而太快速的改變往往不會長久。

一個改變就好

在還沒進入狀況時，可能很難判斷到底有沒有任何改善，但假如能刻意檢視任何一點改變，對我們都會有所幫助。任何改變都可以。有沒有任何食物的影響力降低了？當你知道不需要再節食減重時，心情是否輕鬆了一點？接受自己在任何體重都能健康，是否讓你覺得獲得解放？你是否能享受以前沒有感覺的食物？任何改變都算數。

寫下開始「去他的飲食法」後的改變，無論多小都沒關係，因為改變意味著它是有效的。雖然緩慢，卻確實地發揮效果。

你的身體極度聰明

你或許可以這麼想：歷經了多年的暴飲暴食，覺得身體彷彿背叛了我們，但身體真的知道自己在做什麼。身體試著重新餵飽我們，試著治療我們的代謝，讓我們能繼續活下去。然而，我們卻以為自己比身體更聰明。這麼多年來，我們不信任自己的身體，卻相信一些保健大師。我們的身體只是想要吃而已，想要吃下能幫助我們找回平衡的食物。

因此，我希望你能允許自己相信自己的身體，相信身體會永遠追求對你最好的。意思是，如果你累了，你需要的是休息而不是再加把勁撐過去；如果你餓了，需要的是吃東西，而不是忍過去；如果你覺得難過，需要的是哭泣或花點時間獨處；如果你想吃洋芋片，或許也會有個很棒的理由，所以你得聽從。

你的身體一向比你更聰明。你的身體憑藉的是直覺感受，而能得到更深層奧祕的訊息。你的身體知道你需要吃什麼，何時需要睡眠，何時需要進食，甚至能知道你的努力方向對不對。你的身體充滿智慧，請相信它。

情緒部分

餵飽自己，也充分休息後，該是面對情緒感受的時候了。或許有些人會覺得這個部分沒有意義，或是並不相干。讓我好好解釋一下為什麼要寫這些，而這部分的小工具和練習又能帶給我們什麼吧！

首先，一旦習慣面對自己的感受而非逃避，就自然地不再會出現情緒化進食的問題。生理的部分（吃更多、注意飢餓感、傾聽自己的渴望）將幫助我們治癒暴飲暴食的循環，而情緒的部分則將讓我們不再總是想逃避或麻痺自己對食物感受到的情緒。很快地，你就能真心享受布朗尼蛋糕，不是因為布朗尼是禁忌的食物，而是因為你（去他的）想吃布朗尼，吃完了人生還是繼續過下去。

正因為如此，當情緒上的旅程持續下去時，你會發現與身體和體重相關的不安和恐慌對你的影響越來越小，你不再因此而感到崩潰難受。

同時，不再壓抑情緒，好好面對感受後，你的身體將處於更健康也更平靜的狀態。認真呼吸和感受將直接幫助身體啟動進食／繁衍、休息／消化的模式，並進一步提升生理的健康和睡眠狀況，也讓我們更願意也更有能力正面迎接各種事物和挑戰。這樣的狀態要比以前好多了！

假如你嘗試著將生理部分所學到的應用於生活中，那麼或許會遇到許多心理和情緒上的挫敗，而這些不好的感受都源自於過去。我們對於體重、食物和對自己的看法，都有許多情緒和信念，可能會讓我們感到沉重而難以負擔。

你或許已經了解，心理和情緒是密切相關的。我們的想法和感受彼此糾結，並且不斷地互相影響。雖然兩者難分難解，但我教導你的方式卻不能如此混亂；因此，我在這本書中分為兩個部分。如果能先將感受與想法分開學習，再一起應用，才能達到最好的效果。

心理的部分將討論我們的信念和想法，而情緒部分則是關於我們的感受；或許更精確來說，是面對我們不斷逃避的感受。

情緒化飲食和暴飲暴食

很多人都相信，我們會透過吃東西把自己的感受吞下去，所以必須學習自我控制，可惡！但更常見也更有害的狀況，其實是試圖用節食和自制來麻痺自己的感受。

我們會想方設法避免感受到自己的身體，而節食就是其中之一。節食似乎能完美地讓我們分神、自制、追求完美，而缺乏食物會促進腎上腺素和其他壓力荷爾蒙分泌，還能帶給我們某種程度的亢奮。[56] 節食能切斷我們與自己身體的連結，壓抑我們的生命力。更少的食物和更高的壓力荷爾蒙，能短暫地讓我們不再有那麼多感受，更別提壓抑食慾和飢荒反應所需的專注力了。節食是一種分神的方式。

接下來的小工具和練習，目的都是幫助我們開始感受。你會做許多練習，讓體察情緒和感受成為習慣；一旦如此，情緒性進食對你的影響力就會大幅削弱。當你認真面對情緒，你所使用過的應對方式就會開始在你的生命中扮演比較健康的角色。

我們與食物的關係失衡，但原因通常不是情緒性的進食，而是限制、罪惡感及隨之而來的求生循環，當然還有對於體重和體型最深沉的恐懼。只要我們脫離了飢荒反應模式，學習不再麻痺自己的感受，就無須擔心情緒性飲食。

不要落入擔心情緒化飲食的陷阱，越是想著停止，其實無異於對自己施加限制。只要好好吃、好好感受就足夠了。我也要提醒你，吃東西這件事本身從來都不是問題。所以，轉移注意力，提醒自己不要用控制、完美主義和節食來引開自己的注意力、麻痺自己的感受吧！

另一個值得注意的重點是，情緒性進食和暴飲暴食並不相同。在我的經驗裡，有太多人認為情緒性飲食是他們最大的問題……但不再自我限制後，他們就能領悟到情緒性進食完全不是問題的核心。情緒性進食並不是人們和食物關係失衡的主因，真正的問題是生理的飢荒反應和限制帶來的惡性循環，這些都會造成暴飲暴食。如果想和食物保持正常的關係，就必須解決這些問題。

珍妮告訴我：

「我曾經認為情緒性進食是我最大的問題，但現在卻領悟這和自我限制緊密連結。如今，我脫離了惡性循環，似乎就不曾再察覺任何情緒性進食的問題了。我就是餵飽自己，假如某天壓力特別大，或許就會吃些比較能帶給我安慰的東西，但也不會覺得自己失控或暴食。我還是不敢相信自己的冰箱裡有半品脫的哈根達斯冰淇淋沒吃完。我以前都不懂為什麼別人做得到，但我現在也和他們一樣了……真的很不可思議。」

即便你擔心自己會為了麻痺而吃，答案也絕不會是限制飲食，因為這只會讓你再次陷入迴圈。在本書生理的部分，答案永遠是吃東西。現在的答案則是去感受。

事實是，按照情緒來吃東西是很正常而健康的，所有的人類都是如此。你的渴望和身體需求會直接受到心理狀態和壓力程度的影響。我們每個人都應該能選擇用食物安撫自己。我們不是機器人，不需要靠著電池藥丸來補充能量。

食物提供燃料和養分，但也能帶給我們安撫和慰藉。只要沒有陷入暴食／壓抑的迴圈，透過吃東西來安慰自己或與他人建立連接都不會是問題。如果能真的餵飽自己，相信自己的身體，而身體也相信不會缺乏食物，那麼安撫性的進食就可以是正常飲食的一部分。

舉例來說，吃生日蛋糕是基於情緒上的理由：慶祝。疲憊或難過時吃一大碗起司通心麵，也是安撫和餵飽自己非常合理的方式。

情緒性的進食無法避免，這是人性，也是正常飲食的一部分。這反映出我們在評估特定時刻需要什麼，並試圖安撫自己。這麼做永遠是可以接受的。對食物的感覺越中性，我們的身體就自然能不假思索地取得平衡，就算有情緒性的進食或「吃得比需要的更多」也沒關係。健康的身體和食慾會自然取得平衡，我們不需要特別做什麼。只要吃東西、傾聽、相信吃東西這件事沒有那麼深奧就好。

情緒性的進食不是暴飲暴食，唯有我們對此感到罪惡，才會開始出現問題，觸發罪惡感／壓抑的循環：對於吃東西感到罪惡，決定稍微節食來彌補，一切變得不可收拾，只能在暴食和節食間擺盪。重要的是，不要對吃東西有罪惡感，因為那只會讓你和食物的關係失衡。

・・・我們逃避的情緒

我們會用各種控制狂、完美主義和工作狂來使自己分心，不用面對自己的感受。這些應對機制幫助我們面對人生，而不覺得太過失控和痛苦。在逃避讓我們不舒服的感受這一方面，每個人都是專家。

然而，逃避和壓抑情緒的習慣就像節食一樣，遲早會強烈反撲。一味逃避最自然的情緒和身體感受，只會使我們陷入迴圈，用盡一切手段想麻痺或讓自己分神，不去面對自己真實的感覺。

為了面對情緒，我們得先將重心由心理轉向身體。我們花了太多時間注意內心，卻鮮少關心身體的感受，但情緒並非發生在心理。情緒是在我們身體內移動的能量，有時會讓我們不好受，因此我們會不計一切代價地逃避。然而，當我們不去感受，情緒就會反應在身體上：肌肉緊繃、胃不舒服，甚至連背痛都可能和忽略的情緒有關。[57] 當我們習慣了逃避情緒，情緒並不會就此消失，而是呈現在身體上，等著被感受和處理。然而，我們還是想要逃避，因此乾脆連身體的感受也一起捨棄了。

逃避自己的身體一點好處也沒有。所有生理上的疾病、情緒的混亂和創傷……癒合的過程都發生在身體上。我們越是逃避情緒，情緒對我們的影響力就越大（聽起來很熟悉？或許就和食物一樣，對吧？）難怪我們如此悲慘。

然而，大多數的人還是會不顧一切地逃避情緒，因此發展出各種機制來「逃脫自己的身體」，不需要去感受。我們盡一切努力來逃避恐懼、痛苦、悲傷、憤怒、忌妒，有時甚至連喜悅都想逃避。我們就是不想要去感受，因為對我們來說太難以承擔了。

允許自己開始感受身體或許並不那麼有趣，但你會發現一切是如此值得。一旦感受和面對情緒都成為自然反應，面對自己的身體就容易多了。如果覺得懷疑，認真去感受就對了。

我曾經為了使自己分心，做過些什麼？

花十分鐘寫下自己的思緒，寫下自己曾經如何分心不面對自己的感受。寫下任何浮上心頭的想法。要記得，這些方法並不是問題，我們不需要試著制止自己，只需要開始注意就夠了。

・・・我們對自己的體重實在懷抱了太…太…太多的情緒

「去他的飲食法」一定會激起許多情緒，可能是新的也可能是舊的，可能會讓我們恐慌、不安、痛苦，甚至回想起觸發第一次節食減重的事件。有許多回憶是我們寧願極力壓抑，永遠不要再去感受的。我們會想要運用任何處理的機制，說服自己情況多少還在掌控之中。因此，我要把握這個機會提醒你，這些都沒有幫助，我們必須學會新的面對情緒的方法。

喬伊寫信給我：

「我對於體重增加有著強烈的情緒反應，不斷拖延這個過程。我不認為自己能夠就這麼相信和接受自己的身體，接受這都是復原的一部分。因此，我猶豫不決、恐慌焦慮，甚至又短暫地節食了。我以為只要體重減輕一點就能冷靜下來，恢復理智和快樂，但並沒有。直到我領悟到自己必須放下執著，放下所有對於體重的情緒和恐懼，才開始體驗到真正的自由。光是用想的就覺得很可怕，實際上也的確很可怕，但卻很值得，我很慶幸自己沒有放棄。」

很多人在感到恐懼後，就會想要放棄；很多人確實放棄了。如果你選擇放棄，那也是你的權利。回到節食減重的懷抱中，希望得到它的愛，也回到嘗試控制體重帶來的安全感之中。我完全可以理解，但如果你想要重新試試「去他的飲食法」，繼續努力下去，我保證一切都很值得。

一開始的時候，我也數度恐慌地想要放棄，特別是當我需要出席「重要活動」，見到以前認識的人。我會暫時地想不起自己知道和在乎的一切，只擔心*自己的襯衫看起來很糟我到底在想什麼竟困在這種身體裡胸部還大到穿不下任何襯衫*。我會覺得很崩潰，竟然放棄了曾經嘗試過會帶給我安全感和自我價值的事物。在這樣的時刻，答案是「去感受」。將自己的意識轉移到身體裡，感受身體內流動的不舒服和恐懼。我們以為這些感受會毀了我們，但學習正視它們的存在，反而會讓內心更加平靜。情緒並不是放棄的理由，而是驅使我們去感受的原因。

你的新任務就是讓自己感受和尊重這樣的恐懼和其他情緒。對於你的身體、體重的增加、對自己的看法轉變、和自己的關係、食物和自我價值等等，你都一定會有情緒。對於即將產生情緒，你也會有情緒。雖然你可能覺得一切太過龐大沉重、難以負荷，我還是希望你能了解，這都是正常的，請讓自己好好感受發生的一切變化。

○ 對於身體的情緒

你對自己的身體有什麼感覺？你以前的身體？你現在的身體？你害怕擁有的身體？無論想到什麼，都寫下來。你目前還不需要感受這些情緒（暫時），只要意識到就足夠了，這只是第一步。

‧‧‧人們會用各種方法試圖麻木

感受的相反是麻木。越是麻木和逃避情緒，體內堆積著等待處理和感受的情緒就越多。人們會想盡辦法自我麻木：手機、運動、工作、社群網站、酒精、人際交往、引起注意、性行為等等。重點不是這些事物本身，而是我們利用的方式。同樣的活動可能會幫助我們感受更多，也可能讓我們逃避或麻木自己的人生、身體和情緒。你會透過特定的活動或嗜好來更加感受身體，或是逃避身體嗎？

就用酒精當例子吧。酒精本身並沒有問題，有許多情緒健康的人會利用酒精來放鬆，或是和朋友一起歡慶。然而，一旦試圖用酒精來麻木或逃避生活、痛苦或創傷，問題就會出現。為了逃避恐懼、無趣、拒絕和悲傷，需要喝多少酒？酒精成了多重要的支柱？酒精如何幫助我們逃避自己的人生？

當然，食物和酒精不同。我們不需要酒精來存活，但卻需要食物，往後人生的每一天都需要大量的食物。我們如果想重新評估和酒精間的關係，甚至能選擇完全戒掉酒精，但對於食物卻不能如此。我們以為面對飲食問題，能像面對毒癮一樣，但如此只會讓問題更惡化而已。

我想你一定會這麼想：**好吧，那我該怎麼確保自己不會再透過食物來麻痺自己**？或許沒辦法。當你開始學習感受情緒時，或許還是會用食物麻痺自己，而對於改善和食物的關係這方面，我們不需要當個完美主義者。完美並非必要（甚至不可能）。假如吃東西能幫助你安撫自己，那麼是沒關係的。

你或許也會想：等等……**但我怎麼知道自己是不是情緒性進食**？用食物來麻痺自己時，通常進食速度會比較快，呼吸較為急促，也比較注意不到自己在做什麼、需要什麼和體內的壓力（但你並未關注自己的身體，或許根本不會察覺到壓力）。你也不會注意到**自己渴望去壓抑或逃避正在發生的事和自己的感**

受。

好消息是，從麻木轉為意識只需要注意力的轉換和呼吸而已，就這麼簡單。一碗起司通心粉就能幫助你更意識到自己的身體（深呼吸，感受自己吃東西的感覺）。你當然可以一邊覺得難過，一邊吃東西。假如你願意在吃東西前、吃東西時和吃完以後多呼吸一兩次，代表你正朝著對的方向努力。因此，繼續對著冰淇淋流眼淚吧，朋友，你做得很好。

重點在於意識到自己是否關注自己的身體。可以從注意力的轉換開始，開始想要去感受、去注意自己身體發生的事，而不是逃避。最初當然會需要一些勇氣和練習，但在那之前，得先下定決心，好好面對自己所逃避的感受。

•••對痛苦的恐懼

大部分的人都會害怕讓我們不舒服的感受，通常會像這樣：我們開始想一些不舒服的事，然後立刻試著壓抑，因為連身體都開始不舒服了。舉例來說，腦中突然浮現某次羞恥的工作面試……當時為什麼我要說第三次「你好嗎？」我都問過了，他也已經告訴我他很好，還問我好不好了。光是開始回憶自己多麼愚蠢，就讓我們恨不得能逃出自己的身體。

我們會開始感受到羞恥感像氣泡那樣冒出來，因此不願意面對感受，正視自己多麼愚蠢，反而開始恐慌，不顧一切想避免這些感受。事實上，我們完全不想要想起或是提起這件事，永遠不想。而這樣的逃避成了自然而然的習慣。

然而，真要認真來看，這樣的不舒服也只是一種身體的感受而已。我們可能會感到緊縮、震動、發癢、反胃、發熱、發冷、坐立不安……真正讓我們感到恐懼的，其實是對於這些感受的聯想。假如我們能深呼吸撐過問第三次「你好嗎？」的回憶，其實正是給了這熱辣辣的羞恥感一個出口。當我們壓抑時，羞恥感仍會留在原處，等待著。最大的矛盾或許就是，想要擺脫任何情緒痛苦的最好方法，就是願意去面對和感受。[58]

逃避不處理情緒和經驗的另一個後果，就是我們會開始感到恐懼，害怕如果允許自己去感受逃避了數十年的事，到底會帶來怎樣的慘劇。

我們會假設一切會是場災難，因此可以說是對恐懼產生了恐懼。我們以為情緒會將自己完全吞噬，害怕著假如讓自己去感受，就會永遠陷入悲傷或憤怒，直到死亡都無法脫身。

而一旦死亡降臨，人們會在喪禮上對我們失望。「老天啊，我不知道她竟然這麼軟弱。她一直哭，然後就死了。我猜這就是她永遠不配升官的原因吧。」

我們就是如此竭力地逃避情緒。假如你曾經有過這樣的情緒壓抑，就會知道我在說什麼。但逃避所有的情緒，甚至逃避自己的身體，最終只會讓情況不斷壓迫惡化，直到我們完全失控，因為恐懼而崩潰，因為憤怒而抓狂，或是不斷地哭泣，而我們甚至不知道原因為何。

無論多麼深沉黑暗，感受都不會摧毀我們。相反的，假如我們願意正視所有的不舒服，並提升我們的忍耐力，就能夠好好地面對和感受，讓經過處理的情緒就這麼過去。

我們以為，如果要掌控自己的情緒，就必須壓抑一切，永遠不要再提起。我們試圖武裝自己，盼望能用意志力和鋼鐵般的外表欺騙全世界。接著，我們以為人們在遙遠未來的喪禮上，會因為我們缺乏情緒、面無表情而感到欽佩。

比起正視感受，更讓人不舒服的其實是努力壓抑和逃避的過程。情緒會因此而停滯不前，等待著被察覺，通常都會是爆發式的。

逃避情緒的感覺，其實像是持續不斷的輕微焦慮，因為我們會不斷遭遇自身覺得最尷尬、最想逃避的部分。我們都知道這樣活著是什麼感覺：不舒服。然而，我們更害怕允許自己面對逃避的感受以後，到底會發生什麼事。我們以為，已知的負面感受總比未知的好一點。

但事實並非如此。壓抑情緒只會使情緒更累積，使往後的爆發更加強烈。當我們能真的感受到情緒，才能好好地處理，讓情緒過去。

感受情緒不僅讓我們不舒服，我們所受到的教導通常也是去逃避。社會中不成文的共識是，公開展現情緒代表著愚昧或軟弱。快點放下吧！不要那麼敏感！不要那麼軟弱！

我們越是覺得情緒是錯的，就越會用不同的習慣來麻木感受和情緒，因為我們不希望自己顯得軟弱。接著，我們會壓下所有冒上來的情緒，使這樣的循環更加惡化。沒有好好處理的情緒會卡在我們體內，等待著觸發恐慌、爆發或崩潰的時刻。

你或許曾經聽過有人在按摩或瑜珈拉筋時大哭，這是因為體內長期壓抑的情緒得到釋放了。許多不喜歡「情緒化」的人，卻時常發現自己經歷了不想要也不喜歡的強烈情緒浪潮。當情緒湧現時，他們感到恐懼，只想更加壓抑，卻會使得情緒在往後更強烈地爆發。

這也很像暴食／節食的循環。當我們壓抑了本能，只會自然而然地發生修正。如果恐懼和不認同讓我們更加壓抑，循環就會越來越極端。

一開始的時候，感受情緒可能不太舒服也有些可怕，尤其是我們或許終其一生都在壓抑。我們或許已經積累了相當大量的情緒，就像塞住的水槽那樣滿溢出來。是的，是的，我把情緒比喻為塞住的水槽。幫自己一個忙，讓自己好好感受。找個「水管工」之類的吧。

當然，一旦你克服恐懼開始去感受，事情就會變得容易多了，不再如此困難和崩潰。唯有真的感受情緒，才能完整地活在自己的身體中，不再因為展現人的本性而感到害怕。

如果我面對一切感受，會發生什麼事？

在我要求你開始感受身體之前（很快就會這麼做了！）先辨識出對於感覺的抗拒吧！寫下如果讓自己去感受，你害怕會發生的事。會發生什麼事？你會變成怎樣的人？人們會怎麼看你？無論理性與否，你最大的恐懼是什麼？沒有所謂的標準答案，只要花個五到十分鐘好好寫就對了。

我們無法逃避人的本性（抱歉）

在我開始「去他的飲食法」許久之前，我對「自我幫助」（self-help）這個概念相當狂熱，總以為能透過自我幫助，達到更好的節食減重效果，克服所有的情緒性進食，並且蛻變成苗條纖細、充滿光明的自己。

很顯然，自助式的節食法對我沒有效果，因為節食減重是不會有效的。但這並不全然是白費力氣，我讀的書全部都在某方面成了「去他的飲食法」的養分。假如我沒有花這麼多年自我幫助，或許這本書裡根本就不會有關於情緒的部分。

然而在當時，無論我學到什麼，多麼努力嘗試長時間的正念練習，關注自己的呼吸和流動的思緒……一切都沒有任何效果。我並非反對這些練習和概念，只是……很快地就忘得一乾二淨。

唯一真的有幫助的是學習回到自己的身體裡。我的良師益友雅莉絲．莎拉托斯用一種很棒的方式教會了我。她是營養學大師，多年來也維持著類似「去他的飲食法」的飲食習慣，有時候會自稱為「不著重於食物的營養師」。一開始，我向她學習身體如何儲存能量和情緒。而後，我們成了好朋友，時常討論《古戰場傳奇》等電視節目。當然，這是題外話，或許我有機會可以再聊上好幾個小時。

回到自己的身體中的重點就在於意識實際上的位置。其實很簡單，就只是去感受待在自己身體中的感覺而已，唯一需要的就是活在當下。和其他自助書籍中教導的概念相比，這對我來說是最容易施行的，卻也最深奧。畢竟一直以來，我都希望自己的身體只是皮包骨而已。

我們天生就應該活在身體中。但身而為人，有太多受到壓抑的情緒和恐懼，因此變得太過龐大或沉重，使得身體不再舒適，而我們傾向什麼都不去感受。

我們不再活在身體中感受身體，反而關閉了內心，凡事都想太多，只希望不要有任何感覺。我們希望能超越自己的身體，用心靈修復所有的問題，但這麼做不會有任何效果。試圖透過思考來治療身體或情緒上的傷口只是徒勞無功，唯有真正活在身體中，才能治療身體。我們必須離開內心，重新回到身體裡。

基本上，我們都是人類，卻四處遊走著不想當人類。我們不想要接受自己對身體有感覺，也不希望擁有情緒。仔細想想，對於食物或身體的恐懼，追根究柢其實都是在反對生命、反對活著。真的就是字面上的意思，假如我們不吃東西，就會慢慢消瘦衰弱，然後死亡。特別是如果罹患了厭食症這類較強烈的飲食失調症，但同樣也適用於長時間節食，希望讓自己的尺寸更小、更符合主流價值的人。想要體重越來越輕，或許反映著潛意識中對於不存在、不感受、不面對困境的這類渴望。

別誤會了，我完全可以理解。生命真的（他媽的）困難，擁有一副身體也很困難。如果認為減重可以將我們從存在的痛苦中解放出來，似乎也合情合理。在我們的文化中，減重不只會讓我們得到更多認可和讚美，更能幫助我們麻痺自己，分心不去面對真正的感受和情緒。

許多飲食出現失調的人，對於感受身體同樣也遭遇困難，因為他們的意識完全留在大腦中。而對我來說，觸發一切改變的概念是：將意識往下「帶回」自己的身體裡，並且全心全意地去感受，真心接受自己身而為人的本性。願意專注在當下、感受身體、佔據空間，而不是希望自己越來越枯萎，最後化為蒸氣。對於減重的執著反映著脫離身體的渴望，希望越縮越小，在世界上盡量不要佔據空間，同時又能不再有太多感受。這其實意味著不願意活在當下，不願意面對一切。

回到身體裡一開始可能很艱難痛苦，主要的原因是所有的情緒和不舒服都會紛紛湧上。這些情緒已經等待許久，希望被處理和感受，而唯一合理的前進方式就是好好地去感受。

當你吃東西時，就是將「地球」帶進你的身體，使你和所生長的星球發生連結，也使生命得以延續。吃東西也是將你肉身的存在賦予重量。吃東西和回到自己身體這兩件事，都是要求自己接受人性，和自身最不舒服、最混亂、最痛苦，但也最基本的部分整合為一。

活在自己的身體中，也代表我們最充滿活力和生命力的狀態，而大多數的人卻很抗拒。「回到身體裡」即是要求自己真正去感覺、去擁有我們認為太過龐大也太過醜陋的身體；是要求自己真正去佔據空間，順從身體最真實的需求，而不是瑟縮逃避，希望自己成為只有皮包骨的仙女，不需要面對凡人的煩惱，例如食物、情緒和脂肪。無論天生的體型如何，每個人都必須學習面對和接受身體的感覺。最簡單的說法就是：不願意活在身體裡，就是不願意完整而全面地活著，不願意身為地球上存在的人類。

現代節食減重的起源，或許也和某種宗教式的、恐懼身體的世界觀有關。在一八二九年發明了葛拉漢餅乾（一種全麥餅乾）的賽弗斯特．葛拉漢是長老會的牧師。他相信纖維和全麥能降低性慾，推廣素食，也相信（他所謂的）「美味的食物」、肉類和咖啡將帶領我們走向罪惡。

一八〇〇年代晚期，約翰．哈維．家樂氏將葛拉漢的教誨發揚光大。沒錯，這位就是家樂氏麥片的創始者，也發明了我們現在所謂的「香脆燕麥穀物」（不過他當時的概念是無味、無糖、低性慾）。家樂氏是個信仰虔誠的醫生，相信未經調味的食物、纖維和「平實健康的飲食習慣」能降低性慾、阻止手淫。[59]（當然，諷刺的是用「健康飲食」和降低性慾是衝突的，因為低性慾代表身體出了什麼問題，或許你正在挨餓，或是面臨死亡，身體才會停止繁殖的本能。）他同時也推行男性和女性的割禮，藉此降低性慾。他更支持種族隔離和優生學，並且保持完全的禁慾。他從來沒有履行和妻子之間的婚姻，三個孩子都是收養的。真是個很酷的傢伙。

於是，約翰．哈維和他的兄弟就這麼開始販賣起反自慰的麥片：玉米脆片。這是真實故事。他的兄弟威爾對於性純潔沒那麼感興趣，他在乎的是生意，並且想要在麥片配方中加入糖，讓味道變得可以下嚥。但哈維．家樂氏非常反對這個點子，因為糖會增加性慾。兩人發生爭執，一直無法解決。對我們來說很幸運的是，威爾最終得到家樂氏公司。[60] 糖霜麥片萬歲！

纖維、「健康」飲食、食物純淨、性靈純淨和我們對身體及性方面的恐懼如此緊密連結，不應該被忽視。這就是現代節食的源頭。幾個世紀以來對「肉身罪惡」的恐懼已經深深植入我們的集體意識，影響不容小覷。至今，我們對特定的食物和特定的進食方式，仍然抱持著特定的道德觀感。我們仍然害怕，假如胃口很好，會意味著我們是怎樣的人。我們還是對特定的體型抱持特定的道德觀感。我們還是害怕飢餓、害怕太墮落、害怕擁有太多渴望。

把自己的體重和身體當成問題並不會有幫助。相反的，無論現在的體型或狀況如何，我們都應該接受、感受、存在於自己的身體裡。這非常、非常重要。你的身體總是在邀請你回來，回到家裡，所以就滿足它的需求吧。

吃東西能幫助你回到身體

你是否能開始將吃東西視為幫助你回到身體的方法？開始明白去感受身體、去佔據空間都很重要，能幫助我們回歸身體，成為完整的人類？

用這個概念幫助自己拓展意識，注意到自己的能量，以及活在自己身體裡的感覺。當然，還有和食物建立更良好、完整關係的感覺。

我們都困在戰鬥／逃跑的模式中

好消息是，所有不妙的感覺其實都是有生理學根據的，和我前面提過的戰鬥或逃跑模式有關。在《喚醒猛虎》（*Waking the Tiger*，暫譯）[61]這本書裡，彼得．列文博士解釋道，在任何突發或可能造成生命威脅的情況下，我們大腦原始的部分會無意識地啟動腎上腺和神經系統中的能量，做好戰鬥或逃跑的準備。然而，人們通常不會讓這種直覺反應的過程完成，將累積的能量釋放。因此，身體在需求消失後，仍會長時間處於高度警戒的狀態，有時甚至終其一生都如此。

而唯一治療和脫離這種狀態的方法，就是去感受過去停滯的感受……我們必須進入自己的身體，好好呼吸和感受。我們卻不斷搞砸自己的生理過程，身陷在求生模式中。我們不斷地干擾甚至破壞身體的本能，不斷地批判可以治癒自己的生理機制。

因此，現在有兩種生存狀態不斷地破壞我們的生活品質：其一是飢荒生存模式，其二則是戰鬥或逃跑模式。兩者都會使我們對腎上腺素的依賴遠超過理想的時間，進而破壞我們的身體、佔領我們的大腦，時間一久將完全毀了我們。我們應該要啟動休息和消化模式，但卻動彈不得。

我們如今隨性地將如此高度警戒的戰鬥或逃跑狀態稱為「創傷」。即便我們非常安全，神經系統卻相信威脅仍然存在。有些人將創傷解釋為神經系統和身體中凍結的能量，需要透過肉體的感覺才能「融化」。

有些人真的經歷過可怕或暴力的事件，而我無意輕忽他們的經歷，或是說「每個人都同樣傷痕累累」。如果你經歷了明顯的創傷或創傷後壓力症候群，感到崩潰難受，請一定要尋求專業的幫助。你需要也有資格在專業領導下療傷。假如這本書裡的任何練習讓你覺得「太多了」，請隨時停下來，按照自己的步調前進，並尋求心理專業人士的支持。

如果你不確定這種戰鬥或逃跑的理論是否適用在你身上？從生物學的角度來看，答案多半是肯定的。很少人能夠在一生中完全沒有創傷，或許在你的神經系統中，已經因為許多未竟事件而累積了壓力，特別是如果你抗拒回到身體中，回到身體的想法讓你不舒服，或是很容易覺得壓力大和崩潰。

列文博士認為，壓力並不全然是面臨生命的危險所帶來的影響，也可能來自威脅沒那麼大的事件，神經系統卻仍做出了生命受威脅的反應。

意思是說，雖然邏輯上知道完全沒有生命危險，你的身體卻仍可能經歷了不同程度的創傷：可能是手術、牙醫治療、兒時不安的經驗（例如在商店裡以為和父母走失了），或是有驚無險的車禍。當然，也可能是情緒或社交的創傷，例如心碎或在公開場合受到羞辱。

和動物相比，人類經歷創傷的頻率高上許多，[62] 因為我們鮮少活在自己的身體中。我們寧願用大腦思考而不是感受。正因此，我們不讓生理上的戰鬥或逃避反應完成。另一方面，野生動物則活在身體中，完全遵循著戰鬥或逃避反應，沒辦法離開身體，進入理性思考。於是，牠們能很快地從驚嚇中恢復，「釋放」或「處理」完能量，通常是不由自主地抖動身體。

然而，人類卻會意外地讓整個過程中止。我們不去感受身體中的緊迫，好好將其「釋放」，反而讓大腦介入干涉。我們害怕這種急迫感，於是不再感受，開始理性思考。我們不讓求生的反應完成，反而會使身體和心理都長期受到負面的影響。

唯一的解套方式就是去感受身體，真正地面對身體裡最赤裸的感受。關注這些感受，然後讓它們過去。

接下來的這項工具將幫助你與身體的情緒和感受共處，並加以消化處理。

這項工具的中心很簡單，只有呼吸和感受而已。聽起來幾乎簡單得讓人挫折，或許太簡單了，但事實並非如此。要記得，這將為你奠定基石，讓你能用不同的方式面對未竟事物，也幫助你習慣臣服和感受，而非不斷逃避。

工具三

呼吸和感受

將碼表設定五分鐘，躺下來。這五分鐘內，你唯一的任務就是覺察身體裡最急迫的感覺，並且對其深呼吸。問問自己：第一個浮現的感受是什麼？我的感覺如何？然後呼吸。不要試圖改變或驅趕這種感受，讓它自然存在就好。

懷抱好奇心，看看自己可以從這種感受中得到什麼：熱嗎？冷嗎？它在移動嗎？它在脈動、發癢、蠕動嗎？它尖銳嗎？它有多大？它的顏色是？它的密度？從一到十，它有多強烈？最引起你注意的部分是？

假如你覺得聽起來像冥想，你是對的！這就是冥想的一種形式，短而聚焦。

假如你沒辦法察覺到什麼感受，一開始先試著感受自己的身體存在於這個空間中。你的皮膚有什麼觸覺？你的皮膚感覺像什麼？你的皮膚下方又有什麼感覺？接著，你可以再問自己：此刻，我體內最強烈的感受是什麼？接著對著它深呼吸。透過呼吸來感受更多，而不是更少。

但這讓我非常不舒服……沒錯！很棒！你做對了。接近讓你不舒服的感受，看看你到底感覺如何，而它們在最基礎的感官層面，又對你有什麼影響。這個過程只有五分鐘，所以不舒服的感覺不會永遠持續下去。

假如你忘了自己在做什麼，忘了自己為何躺在那裡，而開始想起自己忘了把衣服放進烘乾機，那也沒關係，人生就是這樣。我們需要做的，就是透過呼吸和感受，溫和地將意識重新導向身體，問自己：此刻，我體內最強烈的感受是什麼？建立起感受的習慣，這是我們唯一能做的。

現在，如果有人問你：「你會冥想嗎，老兄？」你可以回答：「當然啦，老兄。而且我會躺下來，我做的很不錯。」你也可以試著將這種刻意呼吸和感受的模式帶入日常生活：走動時、檢查信件時，或是無法避免地發生不愉快時。不過，老兄，一步一步來就好。一步一步慢慢來。

壓力和呼吸的迷思

對於呼吸能降低壓力，一直存在一種迷思。我們以為只要深呼吸幾次，就能夠冷靜下來。「冷靜下來！深呼吸！」但這並非對每個人都有效。事實上，有時候呼吸反而會先造成更大的焦慮，因為當我們深呼吸時，意識會重新回到身體中，迫使自己感受更多。呼吸會激發過去停滯的能量和情緒（或是讓你完全暴露於當下的壓力），因此，在覺得好一點之前，反而會先覺得更難受。

然而，我們希望能建立起對著不舒服的感受深呼吸的習慣，因為如此一來，才能第一時間與其共處，好好地面對處理。假如我們總是習慣呼吸和感受，就能準備好在情緒觸發時立刻處理，而非逃避或壓抑，害怕著總有一天會爆發。如果沒有第一時間感受到，能量就會停滯累積。

找出停滯能量和情緒最具體的方式，就是覺察自己的肌肉。我們都會將未經處理的情緒積累在身體的組織和肌肉之中。肌肉會為了儲藏停滯的情緒和潛在的能量而緊繃，直到我們有意識地透過按摩、伸展、呼吸或其他刻意的覺察練習（例如這裡的呼吸與感受工具），來加以感受和流動。

情緒也儲藏於器官和其他組織裡。[63] 神經藥理學博士凱登斯・伯特相信，身體就是心理的潛意識，也發現我們的腺體和器官有胜肽受體，能接收並儲藏情緒的訊息。她認為：「真實需要表達的情緒存在於身體中，試圖向上移動並加以表達，如此才能整合、完整並痊癒。」

東方的醫學同樣將不同的器官系統與未解決的情緒連結。舉例來說，肝氣鬱結通常和身體內未解決的憤怒有關。我還記得自己曾經狂怒地躺在針灸床上，在針灸師回到房裡時告訴她，我覺得非常挫折，全身不舒服，又很憤怒。她說：「我不覺得意外，因為我正在治療你的肝臟。」

我改良了呼吸和感受的工具，成為自己處理停滯情緒最簡單的方式，也以此引導我的學生們。有許多治療的方法能幫助身體平衡，或是引導人們回到身體中面對停滯的能量感受：按摩、針灸、指壓、瑜珈，或是其他吸引你的方式（靈氣療法、敲打穴位、魯爾夫治療法[*3]等等）。

你可以尋求任何方式的身體、能量或動作活動來幫助自己回到身體中。你可以嘗試任何方法，但你也可以做最簡單的：呼吸和感受就好。這些方法都只是要幫助我們回到身體中，好好地感受和處理。只要瞭解這一點就沒問題了。

覺得只要夠討厭自己，就能讓自己改善嗎？

四歲的時候，我在客廳裡跳舞，卻絆倒了，顴骨用力地撞到電視櫃一角。我的眼圈黑了，還留下了一直維持到今天的傷疤。我哭了很久，因為我是個戲劇化的小孩。我的父母替我包紮，討論著是否要帶我去縫針（他們沒有，所以留疤了）。

「糟了，這個傷口挺深的，我們該帶她去急診室嗎？」

「先用蝴蝶OK繃把傷口固定好吧。」

蝴蝶OK繃？我父母竟然在我不知道的情況下，偷偷藏了蝴蝶OK繃？為什麼他們不告訴我？知道會有蝴蝶OK繃貼在臉上後，我的歇斯底里暫時平息了。但我看到了愚蠢的白色繃帶，看起來完全不像蝴蝶。我淚眼矇矓地說：「這看起來根本不像蝴蝶……」

「不，這就是蝴蝶OK繃。傷口深的時候，固定的效果比較好。」

---

*3 身體治療的一種方法，由愛達．魯爾夫（Ida Rolf）所創，又稱結構整合法（Structural Integration）。

我想，我又開始為了毀掉的臉大哭，甚至開始反覆地叫著：「啊！我討厭自己！我討厭自己！我討厭自己！」

我父親說：「卡洛琳，你為什麼這麼說？」我父母從未因為我弄傷自己而責罵過我，我根本沒有理由對自己如此嚴苛，但我記得自己覺得既羞愧又憤怒。我不應該這麼愚蠢，像個小小孩一樣。即使才四歲，我也希望父母將我當成大人來看待。而這次受傷痛苦而深切地證明了我並不是大人，只是個愚蠢到會撞到電視櫃的小孩。即使父母已經提醒我靠得太近，可能會跌倒撞到，但我還是這麼做了。

我恨自己。我為什麼這麼愚蠢？

如果我公開表現對自己的厭惡，至少其他人會知道我知道自己應該要做的更好，而這次事件正好教導我不要再當個愚蠢的小孩，得好好控制自己的旋轉……或許打從一開始就不應該轉圈圈，嗚嗚。

「我不應該跌倒的。」

「卡洛琳，這不是你的錯，每個人都會跌倒。」

但我應該比那些愚蠢到轉圈圈跌倒的人更好才對。

說實話，我不知道到底是過去的什麼陰影，讓我成為古怪的小小完美主義者，但我花了很長一段時間，才改變這樣的自己。

聽起來很熟悉嗎？因為這就是節食減重的人時常出現的自我批判。我應該比那些沒辦法減重的人更好！假如沒有，我應該要生自己的氣，因為我懶惰、失敗又失控。

我們以為自我厭惡和批判能幫助我們改善，以為如果開始對自己仁慈和理解，就會讓我們開始接受怠惰和醜陋……甚至在還不應該感到快樂的時候，就覺得快樂！我們還不夠美，不應該開心！我們受的傷還不夠多，沒有資格以自己為傲。當大型企業投注數十億元打廣告，一再提醒我們不應該覺得開心時，要快樂起來是幾乎不可能的。

而當我們看到體重比自己重的人真心快樂時，感覺卻非常陌生，因為我們被自己對於體重的恐懼給蒙蔽，最終認為對方實際上應該不快樂。我們認為必須自我厭惡，才能自我提升；應該對自己感到羞恥，才能變得更負責、更美麗。

如果能在其他人找到機會之前，就先討厭減重失敗的自己，感覺似乎安全得多。在人們有機會嫌棄我之前，先自我嫌惡。如果對自己的嫌惡達到了一定的程度，或許就能受到激勵，一鼓作氣地翻轉人生，從此能完美地自制：每天上健身房，失去對碳水化合物的胃口，變得又瘦又美麗。美麗就等於快樂，就這麼簡單。自我厭惡會帶來快樂。

我也試過用許多非常怪異荒謬的心理體操或幻想，來誘導自己不想吃東西。舉例來說，在大學時我曾經想：如果把自己想像成吸血鬼，把所有甜點都想成我的真愛，或許就能節食成功。多謝啦，《暮光之城》。我也好奇為什麼哈利、榮恩和妙麗可以對食物如此不關心。或許我需要的就是一場魔法大戰，讓我的心思完全被佔據，這顯然比想著吃東西要好多了。

我想，我不需要再告訴你這些嘗試多麼徒勞無功。如果動力是自我嫌惡，我從來沒辦法持續「自我改善」。我們沒辦法透過自我憎恨來達到快樂，快樂並不是這麼運作的。

當然，你一定會因為得到加薪，或是減重五磅而受到讚美，而感到飄飄欲仙。你覺得自己「贏了」，我們的大腦喜歡獲勝。但我們卻會將這種快感誤以為是真正的快樂。如果沒有穩定的自我接納作為根基，快感每一次都只會帶來破滅，而我們會對快感成癮，開始追求快速但短暫的認同感或勝利感，卻不知道為什麼自己仍缺乏安全感又悲慘。追求快感才是我們要擔心的癮頭，而不是碳水化合物。

我們可以責怪誰？

當你開始實行「去他的飲食法」，感到憤怒或想找個人責怪是很正常的。你已經浪費了好幾年在沒有意義、痛苦又無力的自我質疑中，因為別人都這麼告訴你。你習慣對自己生氣，試圖激發更多的意志力。如今，是時候將這些能量用在不同地方了。

生氣也有益處，可以激勵我們為自己挺身而出，賦予我們為與眾不同的意見發聲，並建立強壯而健康的人際界線。我們可以將憤怒和叛逆的能量運用在復原的過程，重新尋回自己的力量和自我價值。

要記得，如果你感到憤怒，不能就這麼忽視。尤其是過去所壓抑的憤怒，更必須去感受和處理，憤怒才會過去，否則它將不斷地從幕後控制著你。很多人或許必須重新找到和所愛的人相處的模式。朋友、家人、伴侶或以前減重的夥伴都可能開始令你挫折抓狂，因為他們仍困在對於食物和體重的偏執中，也希望你不要脫離他們的行列。

你或許會想將他們當成敵人，但他們的評判或許傷人，卻只是因為他們和以前的你一樣，相信健康和美麗都是負責任的表現，相信苗條纖細很重要、安全而且健康，相信完美的飲食很重要而且有療效。或許他們覺得自己必須不斷提醒其他人，這都是為了大家好。

我的許多學生對於家人都懷抱大量的憤怒，通常是針對母親：母親是許多人最初的減重夥伴。其中一位學生的母親已經八十歲了，卻還是認為糖很邪惡，對於五十五歲女兒放進嘴裡的每一口食物都要發表意見。

有太多人對於食物、純淨、體重、運動和長相過度執迷。當然，如果父母也是其中之一，可能就會造成子女的飲食失衡、自我批判和許多痛苦。意外嗎？

我們父母的信念和想法很大程度形塑了我們的，而我們甚至還沒有機會學著放下或改變。最有效的前進方式，就是接受他們努力嘗試了，但卻不知道自己在做什麼或是說什麼。根源上來說，大部分的人都立意良善。雖然過程中可能顯得不貼心又傷人，但他們只是想幫助你。他們認為自己確實在幫助你，但你卻固執地聽不進去。嘿，或許在不久之前，你也還是這樣的人呢。

因此，試著去理解你的母親，或是祖母、舞蹈老師、醫生，又或是宣稱自己找到有效減肥法的朋友……他們都盡力嘗試了。你越快理解這一點，心裡就會越輕鬆，也能意識到無論他們怎麼想，你都已經自由了，你的價值和體重無關，其他人怎麼想都無所謂。雖然人們還是會繼續讓你感到挫折，但如果能把所有人都視為文化教條的受害者，在這個以苗條至上的世界裡活著就容易多了。

你當然可以也應該在任何滿口減肥的人面前佔據空間，你也可以請他們不要再在你身邊討論節食和體重。「去他的飲食法」裡最困難的部分，或許就是同理那些想法和你本質上不同的人，或是被特定體型的信念給蒙蔽的人。有時你會覺得挫敗，甚至是心碎。但說到底，每個人都只能為自己努力，澄清自己的信念。我在後面的心理部分會再更具體地討論信念和努力的方式。

憤怒可以成為自我保護的燃料，讓我們站穩立場、佔據應得的空間、彌補損失的時間，進而幫助我們反轉所有的自我禁聲、自我壓抑和自我憎惡。

憤怒一開始時很有幫助，但如果想要持久，我們必須了解到大多數的人對正在發生的事其實視而不見。他們覺得自己能幫助你更快樂、更健康，而不知道自己只是在傳播特定的偏誤教條，而自己本身也是受害者。

還有一些人對於飲食和體重的偏執並非源自於家庭，而是受到媒體和文化對於苗條好身材的強調所影響。我支持你對文化感到憤怒，因為文化說服你：你不夠好。我們必須領悟到，自己既然身為文化的一部分，或許能稍稍貢獻一份心力來改變現狀。

你可以為了改變審美觀而奮鬥，向其他人解釋你學到的新知識，試圖引起他們人性上的共鳴，或請他們尊重你的觀點。而我支持你這麼做。但你可以不必活在憤怒中，而是將憤怒用在戰鬥上，好好處理自己的情緒，選擇變得樂觀。我很支持叛逆和樂觀。請相信自己嶄新的世界觀、食物觀和身體觀，這或許能成為新世代所接受的世界觀。

另一方面，用食物和體重來自我治療，或許對人際關係也會有治療的效果。一位學生和我分享：「我注意到『去他的飲食法』拉近了我和還在減重的朋友們的距離。我對他們感到同情，同時也能對他們的飲食方式保持中性的態度。如今，我對除了減重之外的話題更有興趣了，反而能和他們建立更深刻的連結。這真的超乎我的意料，太酷了！」「去他的飲食法」萬歲！

最重要的是，記得你完全有資格感到快樂，即便別人不能理解也無所謂。對於身材你可以這麼說：「你可以覺得我對身材不夠努力，但我去他的不在乎你的想法。希望你每次斷食都能打從心底地感到滿足和快樂。」

記得：去他的。

寫一封信給年輕的自己

寫一封信給年輕的自己，你可以自己挑選哪個年紀，但得是你最需要有人理解、拉你一把的年紀。帶著現在的知識寫信給年輕的自己。理想的年紀會是你剛開始節食減重，或是深陷節食的愁雲慘霧的時期。年輕的你會想聽到什麼？

接著，如果你願意，穿越時光回到過去，讓年輕的自己寫一封回信。搭上你的時光機，拜訪亞當和夏娃、宇宙大爆炸，然後到推特上分享給我，讓大家都能看到。記得別踩到蝴蝶了，要當心蝴蝶效應啊。好的，開始寫吧！

向混亂屈服

感覺是混亂的，情緒是混亂的，整個「去他的飲食法」都是。沒有什麼是直接乾脆的，一切都很混亂，但那都沒關係，世界本來就是如此。我們要學習向混亂屈服。

一位學生領悟到：「我的健康食品癡迷症和對於純淨的執著，或許都是對於『特別』的執著，希望自己能與眾不同。追求食物上的純淨讓我覺得自己是菁英階級。許多餐廳配不上我，我父母的廚藝也配不上我。當我放下這些控制欲，彷彿全世界的重量都從肩膀上移開了。」

我們都曾希望減重和節食能讓我們覺得特別、覺得不可一世，其實反映了我們對於被愛和被仰慕的渴望。我們不願意面對不完美，於是竭力壓抑，下定決心一生中都不提自己的失敗，當然也拒絕感受失敗帶來的情緒。

人類總是混亂不完美的。如果不向混亂屈服，讓自己通過混亂的治療和學習過程，我們又怎麼可能恢復痊癒呢？事實上，當我們終於願意承認混亂，感受不完美以後，治療才能真正生效。再次強調，重點是感受存在的感受，而不是假裝一切並不存在。此刻，你或許身處混亂之中，但這正是你應該在的地方。

我知道這類的話你大概已經聽過很多遍了，或許會想翻白眼：「對啦，對啦，我現在就在正確的地方。啦啦啦。現在讓我減一點體重吧！」

然而，想要克服對身體的羞恥感，答案並不是減重、變得更完美、賺更多錢、壓抑更多感受，也不是完美控制每個細節。完美主義只能形成暫時的防護罩，對於我們內在的感覺不會有絲毫幫助。你只能一邊在自己周圍築起高牆，害怕著別人會看穿你醜陋的樣子，一邊在內心不斷地崩潰著。又或者，你會發現自己什麼都辦不到（倒抽一口氣）。築起更多的圍牆，只會使我們和真實世界的距離越來越疏遠而已。

關鍵是好好地去感受各種情緒，感受不完美、尷尬羞恥、疏忽犯錯、受到拒絕時產生的情緒。這就是人們所謂的「脆弱的一面」：去感受和面對，並且知道這一切不會摧毀我們。感受讓我們能開始處理情緒，變得更堅強、更完整。學習去感受不只能讓我們重新面對以前所麻木的，也能賦予我們擁抱混亂的力量。我們並不需要完美。

心理部分

在心理的部分，我們將要檢視關於體重和身體，以前所習得的、沒有幫助、令人痛苦的事物。正是這些信念讓「去他的飲食法」如此困難。即便你此刻或許對於進食的感受已經改善，還是得清除長時間累積的飲食規矩、罪惡感、身體形象等等，因為如果沒有這麼做，這些負面的訊息還是可能從背後影響著你，讓你覺得害怕又動彈不得。在這個階段，我們要開始覺察並治癒依然存在的「心理限制」，探索這些限制如何困住了我們。

許多人在嘗試「去他的飲食法」時，仍會想要同時「注意體重」。當心啊……如果你不願意正視對於增重的恐懼，你最後終將回到原點。我知道這很困難，但假如輕鬆容易，體重就不會一直在我們的文化和人生中佔據如此巨大的篇幅，我們也不會需要這本書了。我們和食物的關係之所以如此複雜失衡，核心的原因就是對於美麗、體重和價值的信念。如果願意放下以前所習得的，改變自己對於體重的想法，就能讓一切都有所不同。

如果不願意去了解自己是如何走到這一步的，就沒辦法學習如何正常地吃。

解‧鈴‧還須繫鈴人

我喜歡把潛意識比喻為巨大、複雜、糾結的線團，每一條線都是沒有幫助的信念。一開始，一切是如此混亂而充滿壓力，很容易就會因為擾亂交錯的線條而觸發恐慌。我們甚至無法完全確定恐慌的根源，但恐慌卻和上百萬個細微的念頭、恐懼和信念緊密連結，不斷刺激我們。

解開線團會是緩慢而亟需耐心的工程，決不是一蹴可幾。不能期待抽出一條線就把整個結都鬆開，因為線團的組成要複雜多了。無數個小小的結構成了更大的結，就像是無數個沒有幫助的小信念組成了更巨大的價值觀，不斷激起我們的焦慮感。有時候，抽起一條線反而可能讓另一個結更緊。所以，請小心一點，帶著同情心，一條一條慢慢來。動作還得溫柔一點，因為每個結都是有感覺的。

一開始的時候，線團極度錯綜複雜，或許連線頭間的連結方式都很難判斷。一切都很混亂，都讓人崩潰。但隨著拆解得越多，就越能看得清楚，也越明白下一步該怎麼做。

焦慮的小糾結會匯集成巨大複雜的網，因此，從每個結下手吧。辨識出焦慮的根源，緩慢而耐心地解開。你的內心如果越不糾結混亂，就能看得越清楚，找到壓力來自何方，又有何原因。在往後的人生中，我們會不斷地解開大大小小的結，但每一次都會比上一次更簡單、更清楚，因為整個網絡已經不再如此複雜。

這個譬喻也是告訴你，你就是一團糾結的線，需要慢慢解開，但絕非破碎不堪。如果只想把小的結挑掉是不會有用的。我不知道挑掉象徵的是什麼，或許是額葉切除術吧。所以，發起「#不要額葉切除」的潮流，開始慢慢解開沒有用的信念吧！

工具四

大腦傾倒

如果連線團打結處都看不清楚，當然什麼都沒辦法解開，而這項工具將幫助我們踏出第一步。如果不知道問題在哪裡，又怎麼能治癒呢？「大腦傾倒」的寫作練習將幫助你看見表面下到底發生了什麼事。這項練習將幫助你覺察，而覺察是凡事的第一步。

大腦傾倒的方式就是連續花二十分鐘寫下你的思緒，你當下所有的想法、感受和擔憂。把這些都從混亂的大腦裡清出來，全部傾倒到紙頁上。就這樣，就是這麼簡單。

我曾經極端反對書寫日記，覺得這不只蠢而已，簡直蠢斃了，根本一點意義也沒有。再加上我又是作家，如果我要寫作，就應該寫出售永的文章，值得和別人分享或永遠留存下來。書寫日記的治療方式更是令我不耐煩，我覺得這麼做根本不可能有任何實質上的幫助。

如今，我卻必須承認自己錯了。大腦傾倒的日記方式改變了我的人生，引導我通過「去他的飲食法」的旅程，帶給我許多的啟發和感觸。這或許是對我幫助最大的練習，所以千萬不要小看了。

每天花二十分鐘傾倒大腦能幫助我們釐清自己的理智、心靈和潛意識的狀態。沒有什麼事太日常、太微不足道，任何浮上心頭的想法都值得寫下來。不需要編輯，不需要停頓，也不要批判自己所寫的。寫下佔據你心頭的事物，寫下你當天的擔憂。不要批判這些事，也不需要自我審核。把這些事從心裡倒出來，寫在紙上，讓自己可以看個清楚。

我們的想法總是瘋狂、神經質、憂心忡忡，這是大腦的天性。我們永遠都會有擔憂和負面的想法，所以與其沉溺其中，不如好好覺察，了解到這不過是正常、憤怒的大腦在抱怨而已。**嗨，大腦。我看到你了，小混蛋。謝謝你試著毀了我的一天**。好好面對這些瘋狂吧。假如你想得到真正的治癒，就必須停止對於理智、心靈和身體的忽視。這個方法能幫助你正視心理的混亂，並且慢慢理解。

當你感到壓力、崩潰、困惑、情緒化的時候，不妨練習傾倒大腦吧。

這也適用於害怕褲子穿不下，或是任何需要澄清和引導的時刻。

我在大腦傾倒時，寫下的內容很廣泛，有可能是關於恐懼和壓力源，也可能是列出待辦清單、腦力激盪寫作的內容、思考如何回覆電子郵件、組織設計線上課程。或者，我會幻想自己的未來、自編一些笑話、尋求幫助或引導、寫下推特用的點子……族繁不及備載。想到什麼就寫什麼。在「去他的飲食法」的前六個月，我寫的內容幾乎都脫離不了食物與體重。慢慢地，我的焦點轉變了，而大腦傾倒出的內容也跟著變了。

請記得，這並不是日記，你也不需要把這些記錄傳給你的子子孫孫。為了讓你更自在地寫下內心真正的狀態和感受，請告訴自己，這些都是可以隨手拋棄的。如果想要，一寫完就可以丟掉，送進碎紙機裡。當然，也可以等到整本筆記都寫完再一口氣丟掉。寫作時不需要太字斟句酌，甚至不一定要寫完整的句子或是使用正確的表達方式。你可以回頭閱讀，也可以永遠不看第二遍。

練習的重點只有寫作而已。即時寫下你腦中所有的想法，其實也是在進行以紙筆為媒介的冥想。你正在運用意識流寫作來洞察自己的想法，觀察其中的模式。同時，把混亂的線團放到紙頁上時，也能幫助我們在心理清出一些空間。

按照自己的需求來調整大腦傾倒的練習。一天一次或五次都沒關係。可以是固定的儀式，也可以需要時再使用。我推薦每天二十分鐘，但你想要十分鐘或一小時都沒關係。我們只是想追求內心的清明和放鬆，緩慢但確實地檢視線團是怎麼形成的。試試看吧，會有幫助的。

信念的力量

很久很久以前，有一份研究和傳統經典的奶昔有關。研究者測量了喝奶昔的人血液中的飢餓素濃度。記得，飢餓素就是「飢餓荷爾蒙」，假如濃度提高，就會提醒身體該進食了。因此，高飢餓素濃度等於飢餓感，低濃度代表沒有飢餓感。當這種荷爾蒙升高的同時，也會使代謝減緩。根據主持研究的臨床心理學家艾里亞·克朗姆的說法，這是「以防找不到食物」。64

受試者分成兩組，各自得到一杯奶昔。第一組的杯子上貼著「纖體奶昔：零脂肪、零罪惡感——一百四十大卡」。成員們都認為自己喝的是零脂肪、低卡路里的「健康」奶昔。第二組也得到了一模一樣的普通奶昔，這次的標籤寫著「放縱：你值得這樣的墮落——六百四十大卡」。事實上，這杯奶昔的熱量大概是兩者的平均值：三百八十大卡。如果你對我一直提到卡路里感到不自在，忍耐一下，我保證很值得。

當受試者喝了他們以為是六百四十大卡的奶昔後，飢餓素的濃度就下降了。他們不再感到飢餓。然而，喝了以為只有一百四十大卡奶昔的受試者……他們的飢餓素濃度沒有下降。飢餓素濃度一樣很高，他們持續感到飢餓，代謝維持緩慢，即便他們和其他受試者喝的是一樣的奶昔。

看到了嗎？同樣的奶昔對這兩組受試者有著完全不同的影響，而這都源自於他們相信自己喝了什麼。

克朗姆說道：「我們的信念幾乎在每個層面都會造成影響，包含我們所採取的所有行動。我認為我們目前還太輕忽了信念對我們的心理和對現實的認知，扮演著多麼重要的角色。」

意思是說，比起食物本身真正的熱量和營養價值，你相信自己吃了什麼反而更能左右你的生理反應。你心理的所做所想都很大程度地影響著你的身體，這就是為什麼考慮開始節食卻會觸發暴食。

在真的開始節食之前，想著「需要」減重和吃少一點的念頭就會讓身體感受到剝奪，因此自動啟動飢餓相關的荷爾蒙。只是考慮要節食，就可能像身體送出提高飢餓素濃度的訊號，讓你和可以隨心所欲進食的時候相比，感到更強烈的飢餓。身體還記得你經歷過的節食，身體絕對不會再上當。

這個現象就是我提過的心理限制，也是為什麼我們都必須正視自己對於食物的恐懼和負面信念，才真正能脫離失衡的惡性循環。

如果我們對於食物的想法能造成生理上的影響，我會鼓勵所有人都好好思考這件事……因為大部分的人都以為他們吃下肚的所有食物會殺了他們。他們一邊想著自己不該吃，卻一邊吃著。這樣能有什麼好處？會對身體造成怎樣的影響？想必是充滿壓力和痛苦吧。

信念會成為確認偏誤

我們的信念不只會直接影響我們的身體，更會形塑我們對周圍世界的認知。這種心理學的現象稱為「確認偏誤」。我們會過濾各種證據，將一切詮釋為對於既定信念和理論的確認。

這就是為什麼有些人會相信荒謬不實的陰謀論。他們所見的一切都佐證了他們既有的理論，雖然某些部分可能經過扭曲變化。這就是為什麼我們的國家和世界如此分歧，對立的雙方似乎相信著兩套完全不同的「事實」。

我們的許多信念都存在於潛意識中，如果沒有刻意探詢，就很難覺察到。然而，即便僅存在於背景，它們卻能形塑我們對世界的詮釋和互動。我們所經歷的都是我們相信的。

充滿壓力或負面的信念通常稱為限制性信念，因為這些信念會限制我們和我們的生命經驗。我們對於金錢、愛情、生命、快樂和健康的所有信念都會影響我們的生理、潛意識和能量。而信念會反映在我們對於世界的詮釋。我們會特別注意與信念相符的事物，忽視不相符的。

限制性信念的概念能應用在所有事物上，其中也包含了我們和食物／體重的關係。而這些信念使改變如此困難。在「去他的飲食法」的旅程中，信念可能經過了好幾個月仍趁虛而入。我的學生最近和我分享：「進行了一段時間後，我對食物的感覺改善多了，但我突然感受到以前的焦慮再次浮現，好像在等著什麼壞事發生一樣。我發現自己只把這當成以前短暫成功的節食經驗，相信『進步不會保持下去』。當我進一步檢視這些信念時，了解到自己不需要等壞事發生。這不是『好』或『壞』的問題。只要記起我永遠不會再回到飢荒模式，就讓我冷靜了下來。」

想要克服心理限制最好的方法，就是更加覺察自己的信念，而寫作（大腦傾倒）能幫助我們這麼做。假如你能暫時停下來，不需要靠紙和筆就辨識出潛藏的信念，那當然非常好；但我發覺寫下來不只幫助我們找到限制性的信念，同時也幫助我們記憶和回想反思。

當信念埋伏在潛意識的角落時，我們不會意識到自己受到掌控。因此，用探照燈照亮吧。關鍵就是找到控制你的信念，正視它們，大聲說：我看到你了，小混蛋。

找出小混蛋們

坐下來，列出一張清單，記錄你能想到的所有負面的限制性信念。這張清單可能非常、非常的長。請記得，最重要的第一步就是覺察。

還記得你在生理部分時寫下的「控制你的食物」嗎？它們大部分都代表著限制性的信念。回去看看那張清單，還有哪幾項給你特別大的壓力，很難放手嗎？

要怎麼分辨限制性的信念？會造成壓力嗎？會？若是如此，就代表是負面或「限制性」的。請開始認真思考，或許你最備感壓力的信念都不是真的。這是第一步。

・・・心理限制與暴食

如果你還是會暴食，代表你在某一方面仍限制著；假如你想不出是哪一方面，答案很可能是心理的限制和對吃東西的罪惡感。在我的經驗裡，如果想慢慢發掘並治療心理的限制，最簡單的方式就是處理負面和限制性的信念。

暴食之所以發生，並不代表你的食物成癮完全失控，反而是因為你還吃得不夠，或是還不相信自己能好好吃東西。而缺乏信心將會持續阻撓著你。即使你還算不上真正的暴食，只是常常會飽過頭，答案也是一樣的。我們之所以會覺得自己吃得很失控，通常若不是源於限制，就是對自己的身體和感覺有所抗拒，又或是兩者皆然。

所有殘存未解的進食規則、食物的罪惡感和節食減重的信念，都會持續影響我們的進食和胃口。身體不希望你節食或挨餓，而希望你吃東西。因此，如果你還是會暴食，你的任務就是找到自己限制的地方。

假如我們的大腦不會凡事都想太多，那麼「去他的飲食法」就會簡單得多。舉例來說，假如你是土撥鼠，只憑著直覺行動，那麼你就會聽從飢餓感，脫離代謝緩慢的狀態，問題解決。動物沒有身體形象的問題，也不會讓自己陷入罪惡／壓抑的惡性循環。我們會很輕易地讓身體大量進食，彌補飢餓／節食的傷害，也會讓自己花時間休息和修復。碰！在我們注意到之前，飢荒復原的過程就已經成為遙遠的記憶，我們的食慾會恢復正常，能集中注意力在其他數百萬種事物上。

然而，我們做不到。我們會想太多，會驚慌失措，會覺得一切錯得離譜。

我們會讓信念觸發情緒和恐慌，卻又害怕去感受。我們會懷疑自己，懷疑整個過程，懷疑我們的身體。我們會擔心自己面目全非，悲慘又沒人愛，於是墜入恐慌的漩渦更深處。

開始蒐集信念

進行大腦傾倒時，開始整理自己的信念，另外寫成一張清單。記錄下對你影響最大，阻止你前進的信念。事實上，在大腦傾倒時如果真的寫下所有的抱怨和挫敗，將更能幫助你釐清背後的信念。

你也可以問自己：「是什麼信念讓我有這種感覺？」然後寫下來。

我們都有很多理由

高中時，我開始反覆增重和減重，胸罩的罩杯在E和H之間擺盪。於此同時，明星小報上的歌手潔西卡．辛普森也經歷著同樣的境遇。她會先節食減重一段時間，幾個月後又回復原本的體重，而這都展現在她的胸部、手臂和臉上。小報會狠狠批評她，而我看到的是：被撕裂的也是我的身體。我也是如此變胖再減重。我也一團糟。我也覺得羞恥。小報抨擊她時，我也抨擊著自己。而她很美。老天爺，我到底多醜啊？

在八年級短短的幾個月間，我不再是生活無憂無慮的孩子，許多卡車在看到我跑步時按喇叭，還有猥瑣的男子在街上對我發出噓聲。我不敢相信自己的遭遇。這些人是誰？這是正常的嗎？他們不把我當人看嗎？我還在讀中學，這卻成了我真實的日常生活。我認為這些都和我的胸部有關，當然就和體重有關。突然之間，我的身體定義了我的價值，而我對這類公開的攻擊行為完全無能為力。在我青少年的大腦中，這些騷擾都像在懲罰我不夠瘦。很長一段時間，我都認為只要減重就能讓一切停止。

然而，街頭的騷擾並非唯一破壞我和食物關係的元兇，因為就在十四歲的這個時間點，我罹患多囊性卵巢綜合症，醫生告訴我不能再變胖，要注意碳水化合物和脂肪的攝取。對我來說，這更證明了減重和對體重的執著不但重要，而且完全合情合理。沒有人能說服我，我的飲食已經出現問題，因為我的飲食可是遵循醫囑的。

雪上加霜的是，我想成為演員，大學想主修音樂劇場，追求演戲的職涯。從某種奇怪的角度來說，我的天分成了我的負擔，因此假如我能讓自己的長相正確，或許就能進入最頂尖的學院。假如我看起來夠嬌小玲瓏，符合我美麗細柔的嗓音和「類型」，或許就能讓夢想成真。但假如我不能好好掌控體重，我就會覺得自己是自毀前程。我將無法進入頂尖的學程，無法得到任何角色。而我的胸部擠不進任何服裝！這都是我的錯！我得回到以前的減重法，徹底地自制！

我那時相信，如果想追尋夢想，想停止人行道上的騷擾，不想要罹患糖尿病或不孕症（多虧了多囊），我就必須永遠減重下去。我必須靠著意志力更加努力，必須停止所有的碳水化合物攝取，堅持著越來越難受的節食減重方法。假如我做不到，就會讓食物成癮毀了我的命運。

我深信自己每一天所吃下的每一口食物、增加的每一磅體重，都會危及我的健康和人生，而體重就是所有問題的根源。我覺得情勢危急，每一口都像試煉：我能成功嗎？我能否保有自己的價值、成功和形象？或是我將陷入疾病、醜陋和失敗，無法翻身？

當我的身體不斷與意志力和偏執對抗時，食物開始佔據了我所有的思緒，而我因為無法嚴格減重所產生的羞恥感也日益增加。我到底有什麼問題？我真的失控到一蹋糊塗嗎？我很悲慘，卻沒人能告訴我，我的信念和作為都不健康。因為我們的文化就是如此，大部分的人都或多或少做著一樣的事，並因此受到激賞。

這個經驗形塑了我，而你也會有自己的經歷。我們都有過一系列的事件，使我們相信自己必須控制體重。我們開始深信，只要能變得更嬌小或更苗條，人生就會更美好。或許是因為某人說了某句話，或是我們反覆聽到同樣的內容；或許是乍看之下平凡又無害的事，或是真正的創傷。

檢視造成體重和食物偏執的經驗，並不代表要沉溺於過去，或是覺得悔不當初；相反的，這會幫助你檢視形塑這些經驗的核心信念。這些信念很可能持續在暗中影響著你，但對你一點助益也不會有。

舉例來說，多虧了街上嘘我的人，我內化了一個觀念：我的體重讓我不安全，我的胸部讓我無法控制其他人對待我的方式。身材豐滿有曲線則會招來噁心或攻擊性的評論。而身材纖細苗條是唯一能贏得尊重或保持安全的方法。這些信念一點幫助也沒有，而本質上來說都不是真的。但我的執著讓它們都成真了。

寫下你的故事

花二十分鐘，好好寫下到目前為止，你的食物和身體的故事。寫下你開始節食前的人生，你為何又如何開始節食，是什麼讓你認為自己必須節食減重，過程中又有什麼感受。

認真面對，回想起你希望能忘記的事物。這個故事或許很悲慘，過程可能很難受，但這是治療的第一步。如果在寫作和回憶的過程都能留在身體裡，好好地呼吸和感受，那就更好了。

接著，再讀一遍，如果發現很明顯轉化為限制性信念的經驗，而且至今仍影響著你，請標示出來。舉例來說，想起「我只要減重就會得到讚美」或許會讓你相信「減重會讓人們以我為傲」。

把這些加入你的限制性信念清單，保存好以待將來使用。我們會繼續蒐集負面的信念，再進一步探索。請記得，你在過程中越是呼吸和感受，就越能開始解開心結的過程。

我們到底認為苗條纖細會帶給我們什麼？

計畫是這樣的：一旦我真的嚴守低碳水化合物飲食法，完全不吃任何麵包，徹底瘦下來以後，就要把頭髮染成金色。我會又瘦又有一頭金髮，或許鼻子也整形一下。或許削骨也會有幫助，我的下巴太突出了。走著瞧吧！

當我瘦下來以後，會變得美麗又自信，得到所有試鏡的劇場角色。我會參加很多派對，享受社交活動，開心地大笑。我會變得又酷又風趣，打扮得光鮮亮麗。一切都會比現在容易很多。

我也幻想過成為哈利王子某位朋友的妻子，因此能在倫敦參與盛大熱鬧的文化／政治戲劇演出，接著我們會共進晚餐。但我不知道這位幻想對象會是誰，因為我當時根本沒有認真注意過新聞。但他會愛上我的端莊、迷人、美麗、苗條、金髮和權力冷感。我得提一下，剛開始著手寫這本書時，哈利王子還是單身；但開始編輯工作時，他卻已經和迷人、美麗、苗條、不是金髮的演員結婚了。啊，我們的美夢真容易幻滅！我對倫敦還有許多其他的幻想，其中包含了在某間麻瓜經營的咖啡廳裡，認識《哈利波特》裡的喬治．衛斯理。

這些幻想都有一個共通點：我會變瘦，這是最重要的。雖然不是刻意的，但其他類似的劇情包含了我會和一位自負的紅髮英國男士墜入愛河。（喬治．衛斯理的衛氏巫師法寶與糖果商店經營得有聲有色。當然，我可沒打算吃魔法糖果店裡的任何糖果，畢竟我可是零碳水化合物女神呢。）

這麼多年中，我的幻想會因為我採取的減重方式而變化。在「法國女人不會胖」的階段，我會變得很瘦，擁有整個衣櫃的高品質絲綢襯衫。我不再需要穿內衣，因為我的胸部已經大幅縮小了。我只擁有自己所需要的，我的公寓看起來就和作者艾蜜莉的一模一樣。

高中時期，電影《芝加哥》上映，讓我覺得憂鬱低潮，因為我看起來一點都不像凱瑟琳．麗塔．瓊斯。為此，我難過了好幾個月，花了無數個小時在新興的谷歌搜尋引擎上搜尋她的照片。我會看著她完美的臉，因為自己和她如此不同而崩潰。她採取的是無澱粉飲食法！這不就證明了我唯一的救贖，就是讓麵包從這個星球上徹底消失。

很多人都會幻想減重後的人生，能得到所有想要的，一切都隨心所欲（或許不會有巫師的世界，是的，我承認自己的想像力天馬行空）。減重是我們的文化所大力推崇的幻想，而廣告公司就是利用這一點，讓我們掏錢購買許多一點用也沒有的廢物。

這個社會將對於變瘦或身材苗條的渴望深植於我們心中，不斷驅使著我們花大錢追逐變瘦能帶給我們的美好：快樂、尊敬、愛、信心、美麗、高級手錶、潔白而放滿了小杯優格的廚房、休息放鬆、平靜。

大部分的人都沒有意識到這只是根深蒂固的幻想，反而視為理所當然的事實。然而，我們現在將改變這潛意識的洗腦，需要的只有覺察到自己變瘦的幻想，從此刻開始允許自己擁有幻想中的事物。如果有任何人告訴你這樣不對，去他的。

你覺得會有人告訴ＨＢＯ節目《女孩我最大》的導演兼女主角莉娜．丹恩，她是完美的電視劇主角人選嗎？當然不會，她賦予了自己這樣的地位，創造了自己的電影和電視節目，改變了整個遊戲規則。我不在乎你喜歡她或討厭她，或是對這個節目有什麼看法，她只是做了你也能辦到的事。她並沒有等到瘦下來以後，才開始追求夢想。

關於變瘦了才會快樂的信念，將使我們走向失敗。幾乎每個人都知道，外在的事物不能讓我們真正地快樂。但許多人依然終其一生都相信，只要變瘦（或變苗條、身材變好之類的）就能帶來快樂，或是財富，或是愛慕。這些信念將影響我們對待自己的方式，而一旦你得到自己以為想要的，反而會更加悲慘，因為你意識到這並沒有如預期般帶來永遠的幸福快樂。

我要在這裡告訴你，並且反覆地叮嚀，你認為變瘦會帶給你的事物，從現在就應該主動追尋，無論你當下的體重如何。你不應該只是坐著，枯等著別人判定你夠好了，可以得到想要的生活。你生來就是要創造自己理想的人生。

我們都以為一旦變瘦、變美麗或變有錢以後，我們就終於能感到快樂。但事實是，我們追尋的方式會影響到日後經歷的方式。如果我們在不安和渴求中追尋人際交往，很可能整個交往過程都會處在同樣不安和渴求的狀態，不斷地希望得到肯定。減重也是一樣的，減重不能治好你的情緒狀態，不會改變你對自己的感覺或看法。我知道這聽起來有些違反直覺，但這樣的事總是在發生。有太多人減了很多體重後，雖然得到無限的讚美，卻仍然用以前的方式對待自己。他們還是無法喜歡自己。

我並不反對設定目標，我自己也有許多目標，但我反對的是期望外在的目標能真正讓自己快樂。加薪不會改善工作上遇到的問題，戀愛不會讓自我懷疑或寂寞的感覺消失，名氣和認同不會讓人自動感到平靜和滿足。我們必須看到在目標的背後，我們到底在尋找什麼。假如你真正想要從減重中得到的，是對自己好一點或是買一件可愛的上衣……你現在就應該這麼做，因為你真正想要的是這些，而無論你怎麼想，其實沒有人能保證達成目標之後你就會比較能接受自己、對自己好一點。通常反而會事與願違，因為我們追尋的方式會影響到日後經歷的方式。

這當然不代表你的目標一文不值，只是說明了目標不一定就能帶來想要的感受。如果期待目標能讓你快樂，終將注定會失望。但好消息是，如果能辨識出希望目標能帶來的感覺，在目標達成之前就可以有所體驗。因為快樂和「真實人生」並不會發生在未來，或出現在「當我終於……」的時刻。人生就發生在當下。而我可以保證，當你在未來的某一天回首現在，會納悶著自己為什麼不斷等待。

探索目標

寫下你最重要的五個目標。不要太有壓力，寫下曾經有過但正在改變的目標也沒關係。列出清單以後，花一些時間想想為什麼會有這些目標。達到目標之後

> 你希望體驗到什麼？希望有什麼感受？你會怎麼做？怎麼想？
> 做的很好。請努力允許自己現在就擁有這些事物、經驗和感受。在你的「目標」達成之前這麼做。

失去自我

我常聽見讀者問我類似這樣的問題：「我不覺得對我會有效。我的核心價值就是要運動維持低體重。如果犧牲了這個核心價值，我怎麼可能會快樂？」

運動維持低體重是你的核心價值觀？就像是「己所不欲，勿施於人」或「誠信至上」嗎？運動維持低體重不是核心價值，只是以恐懼為基礎的社會標準，為的就是要利用你的不安來賺錢。體重控制靠的是恐懼和偏執，我們喜歡的其實是符合主流所帶來的快感、得到讚美、安全感，以及達到目標體重時能短暫鬆一口氣。呼，現在不會再有人對我指手畫腳，大家都會讚美我，我也終於能喘息了。但總有一天，這些不再足夠，或是我們體重再次增加，覺得自己糟透了。羞恥感的惡性循環就這麼持續下去。

甚至連健康、運動、隨心所欲地吃東西和打扮，這些也都不算核心價值；然而，它們是照顧自己的好方法。你當然可以渴望健康、強壯，想要活在自己的身體中，但隨時執迷於食物和體重只會讓你痛苦悲慘。

如果要把「保持健康苗條」當成核心價值，先決條件得是健康和體重完全在個人的掌控中，以及假定控制飲食和體重，確實能讓健康狀況改善。前者是不可能的，後者則已經證實並不正確。[65] 目標和核心價值應該更著重於愛自己和自我原諒，如此或許才能對我們的健康更有助益。

然而，當然會有一段調適期，畢竟你放棄了舊的身分認同，必須重新尋找自我。如果少了變瘦的目標，你會是誰？如果少了「健康」的標籤，你會是誰？不需要再花好幾個小時準備低脂低澱粉的餐點，多出來的時間你要如何自處？假如你對於體重偏執、飲食失調，那或許你改變的重點就會和「去他的飲食法」一樣。

你當然有權力繼續把自我價值建立在每天的體重變化上，但這絕對不會是件快樂的事。

為以前的幻想哀悼

花一些時間回想你幻想成為的樣子。不需要批判，請記得你真的只是想要快樂而已。允許自己面對並哀悼這個對於你沒有太多好處的幻想。

……我們為何恐慌

假如你發自內心地相信，你是用自己所知道最好的方式照護身體，盡力傾聽身體的需求，也相信餵飽自己是最好的前進方式，相信你很美麗，但你的長相不會定義你這個人，你真正的價值在於內心、創意和人格……那麼假如有人認為你吃的三明治太大的時候，你或許只會輕鬆地回答：是啊！這個三明治真的很大！

或者你穿不下以前的褲子時，反應會是：是的，人類的身體本來就會變化，我正在努力痊癒和傾聽自己的飢餓，去買新褲子吧！

或者你親近的朋友和家人關心你的體重增加和健康狀況，你會回答：喔，謝謝關心！我了解你為什麼這麼想，但我比以前快樂理智多了。我會持續傾聽自己的身體，也會一直回報我的狀況。我現在覺得很棒。

然而，現實通常不是如此，我們會感到恐慌。之所以不是聳聳肩一笑置之，而是恐慌而全身緊繃，是因為你的信念和社會對於食物、體重、價值和健康的觀點相符，沒辦法帶給你力量和支持。從最生理的面來看，當個人的核心價值受到威脅時，大腦中觸發的位置和實際威脅相同，也就是會啟動戰鬥與逃跑反應。

因此，當你內心深處偷偷認為自己不負責任，既醜陋又沒有價值……是的，你一定會恐慌！假如你暗自相信衣服穿不下代表你做人失敗，每個人都對你失望（而他們沒錯，錯在你身上），那麼你一定會恐慌！只要任何小事觸動了你的恐懼和信念，你就會恐慌，這是一定的。

但你可以轉念：所有輕微的恐慌和崩潰其實都是老天的禮物，因為它們會為你指出限制性的信念，讓你能在覺察之後放手。假如你感到恐慌，代表一定能找到限制性的信念。

可以避免的痛苦

人生充滿痛苦，我無法帶給你無痛的人生，這在地球上是不可能的。但我們也必須了解到，某些痛苦會因為信念而惡化。

無法避免的痛苦大都和悲傷有關，可能是你心碎了，或是你的摯愛過世，或是你失去了珍惜的事物（例如關於變瘦的幻想）。我們會感到悲傷，這是放手的一部分，是人生的一部分，也是生而為人無法避免的。

當我們失去重要的人或事物時，我們需要悲傷。相同的，當我們受到惡劣的對待或經歷情緒創傷時，也會感到痛苦和悲傷。假如我們願意好好感受和處理，悲傷將讓我們更了解自己，也是對於改變和失去表達敬意。

我們不可能一生不經歷失去和悲傷，而假如試圖逃避，情緒只會停滯不前，時刻等待著你去感受。我對於無法避免的痛苦向來如此建議：感受並尊重。這是我們面對任何事的方式。回到身體去感受，使用呼吸和感受的工具。悲傷會隨著時間而過去，會如浪潮般一波一波湧上，會教導我們如何變得有人性。過程並不有趣，但卻相當重要。而耐人尋味的是，當你感受了悲傷和痛苦，反而能帶來足夠的空間去面對和處理，最終再次快樂起來。

另一種痛苦則和信念有關，只要充分了解，就會發現比起前一種要容易避免得多。我們感受到的其實是伴隨信念而來的壓力，而在我們身上，是關於體重以及理想長相的信念：我的長相令人無法接受，不該看起來這樣，我好失敗，我的身體好噁心，每個人都在批判我，他們罵的也沒錯，如此這般……

這些信念或許就是讓我們感到痛苦悲慘的主要原因，而這是可以避免的，只要對自己說：**嗯，我很棒，已經盡全力了，而你卻試著要羞辱我，真是搞不清楚狀況的混帳**。如果你相信自己的肚子讓人看不下去，就會覺得自己很悲慘，而這是以信念為基底的痛苦。然而，如果你可以改變對肚子的核心想法，就可以因此擺脫恐懼或不安，身體上的痛苦也會減少許多。

那麼，如果有人對你的肚子發表了殘酷的評語……這帶來的痛苦可能是無法避免或是可以避免的。你或許還是會覺得憤怒或受傷，因為有人強迫你接受他們的信念，也覺得很悲傷，因為這個世界充滿了惡意評論其他人體重的人。這是和悲傷相關的痛苦。

這雖然無法避免，但根據你是否相信他們的說法，卻可以改變痛苦的程度。假如惡劣的評論和你對於自己肚子和價值的想法並不相符，對你的影響力就不會那麼大。你可以看出他們說的都是鬼扯蛋，這就是我們的目標。

如果你未經檢視的信念越多，就越有可能出現滾雪球般的效應。舉例來說，如果有人說了粗魯的批評，你可能會陷入恐慌：大家或許都這麼想。他們說的很重要。這證明了我很噁心。我不能相信任何人。我應該聽他們的。沒有人尊重我。就這麼惡性循環下去。潛在的信念只會使痛苦膨脹得毫無必要。

然而，如果你沒有這些信念，就不會如此難受。你的痛苦會停在：他們到底有什麼問題？而不會帶來恐慌悲慘的漩渦，讓我們內心糾結的網絡更加緊縮。如果可以覺察是哪些信念滾出這樣的情緒雪球，就能幫助我們將可以避免的、以信念為基底的痛苦降至最低，只留下有幫助、無法避免的痛苦。

•••不要再說「應該」了

讀到這裡，你大概已經注意到我們如果總是認為人生該是其他樣子，就會讓自己越來越悲慘。假如我更好、更瘦、更年長、更年輕、更有錢、談戀愛、更美麗、更風趣、更外向、更聰明、找到更好的工作……就能更快樂。一切就會變得更美好。

我把這種狀況稱為「應該」（動詞）。我們的大腦會將心理的阻礙化為語言，可能是限制性的信念（例如「胖很不好」）或是「應該」（例如「我應該瘦一點」）。而所有的「應該」都意味著「不應該是這樣」或「應該要是那樣」。

以下都是「應該」的例子：

我應該要更進步了。
我不應該在食物方面如此掙扎。
我的體型不應該是這樣。
我不應該這麼吃。
我不應該覺得疲憊。
我不應該渴望糖分。
我不應該單身。
我不應該覺得不快樂。

我的職涯不應該如此不順遂。
我應該更渴望健康的食物。
我早就應該要減幾公斤。
我應該吃少一點。

我誠心地告誡你：「應該」正在摧毀你的人生。所有形式的「應該」都是最糟的。是的，如果大聲說出來，「應該」聽起來爛透了，你的感覺沒錯。

我們以為「應該」是負責任的生活方式，除非好好羞辱自己，否則我們不可能會「改進」。然而，這實際上只是將自己推入羞恥和罪惡感的漩渦，難以脫身。這和暴食／壓抑的迴圈很相似，只不過是心理和情緒層面的毀滅。

在「去他的飲食法」中，「應該」一定會出現。人們對於事物應該的模樣都有很具體而限定的觀點。他們會希望可以吃任何東西，或許大吃個幾天，然後就立刻對食物感到冷靜而理性，一切回歸正常。接著，第二個星期時，他們會渴望蘆筍和鬼頭刀這類的健康食物，或許再吃個桃子當點心。到第三個星期，他們就能奇蹟似地變瘦，當人們問起時，回答：**太神奇了，我三個星期前停止節食減重，隨心所欲地盡情吃，很神奇吧？我現在只想吃魚和蔬菜呢！**

我想溫和地提醒你，事情絕對不會這麼發展。鬼頭刀和桃子都很棒，但我之所以會不斷告訴你過程會多麼漫長是有理由的，畢竟你可要從許多年的飢荒狀態中恢復過來。我之所以告訴你，不可能只靠著理性思考就度過這些是有原因的。之所以花了這麼多時間解釋為何要**接受較重的體重**，也是有原因的。

「應該」正是帶來許多不必要壓力的理由。但這本書不就是要治好我？應該要讓我現在就想吃魚和蔬菜啊。我應該更有進步。我應該用不同的方式努力。

如果你相信事情應該是別的樣子，你就會很悲慘。**不要再「應該」了，這帶給你的壓力比你意識到的還多**。當你覺得悲慘時，就找找造成焦慮的限制性信念和「應該」。你可以用面對限制性信念的方法來面對「應該」。

○ 你所有的「應該」

現在，列出你所有的「應該」。不只是食物和身體方面的，也包含其他層面所有的「應該」。舉例來說：我應該留一點時間來＿＿＿＿。我應該要完成＿＿＿＿。我應該要了解＿＿＿＿。我應該用不同的方式處理＿＿＿＿。

清單越長越好，一直寫到你想不出來為止。或許有些和你以前列出的限制性信念重複了，這也沒關係。
這些「應該」都會阻礙你，光是有所覺察就能帶來很大的助益。

•••對限制性的信念放手

就像我們在情緒部分所探討的，未處理的情緒和能量會受困於體內。當我們使用呼吸和感受的工具，進入身體覺察感官和情緒時，可能會發現有許多畫面、回憶和領悟浮上心頭。這是因為有些信念和不同的情緒及停滯的能量緊緊相連。這代表我們也可以從限制性的信念開始著手，回溯到情緒本身，再好好處理相連的情緒和能量。這就是下一項工具要教我們的。

舉例來說，「當我體重增加時應該覺得羞恥」就是很常見的信念。這個信念緊緊連結著許多的能量、情緒、痛苦、回憶和羞恥，是我們所不願意感受的。可以說我們在情緒的周圍築起了高牆，讓自己不用面對。這樣的牆在我們身體裡有很多，我們因此逃避了信念所帶來的各種情緒。幾乎任何事物都可能觸動這些圍牆，但我們的習慣是最初的不適出現以後，就試圖將圍牆築得更厚實。然而，這只會使能量更加停滯積累。

工具五可以算是大腦傾倒和呼吸／感受的結合。我們可以利用帶來壓力的信念作為提示，幫助自己啟動並接觸身體中相關的能量。我們可以透過寫作更加了解這個能量，於此同時呼吸和感受著。我們的目標是感受到以前逃避的感受，並且透過呼吸來更加深入。

我將列舉一些重大的限制性信念，這通常都伴隨著和食物的關係失調，因此在「去他的飲食」旅程中相當值得探索：

我食物成癮。

吃飽是不健康的。

我只需要更強的意志力。

都是我的錯。

我沒資格放鬆休息。

我必須更有責任感。

感受是不安全的。
如果我開始感受，痛苦就永遠不會停止。
如果我不夠瘦，代表我失敗了。
如果我不夠瘦／美，我就會……
我這麼胖，沒資格好好照護自己。
我無法接受自己現在的體重。
胖很醜。
只有瘦的人可以……
我需要別人的認同。
體重增加是不健康的。
體重增加是醜陋的。
如果我有足夠的意志力，減重就會很輕鬆。
減重才是負責任的表現。
如果我變重了，就不會有人把我當一回事。
大部分的食物對我都沒好處。
體重增加是失敗的象徵。

我的體重都是我的錯。
我無法相信自己的身體。
我應該限制澱粉的攝取。
我不應該吃太多。
變瘦會讓我快樂。

工具五

放下信念

• 選擇一項限制性的信念著手，可以是在寫作中找到的，或是這本書裡提過的。

• 找一個安靜不會受打擾的地方，拿一本筆記本或是一些準備回收的廢紙，要放碎紙機也可以，看你有多戲劇化囉。

• 在頁面最上方寫下：我將放下這個信念。

• 開始寫下這個信念帶給你的任何事：回憶、情緒、雜念、信念的來源，或是要放手多麼的可怕和困難。

• 一邊寫的同時，一邊注意身體的哪個部分感受到壓力或不適：腿、下腹、腹部中央、心臟、喉嚨，或是任何出現緊繃或其他感覺的部位。呼吸並深入地感覺，我們要做的就只有這個。持續活化停滯的壓力，透過呼吸來感受和處理。你或許會有許多感受，或許只有一點點，可能是清楚的情緒，也可能比較像緊繃或抽象的感官。無論是哪一種都沒關係，允許自己和這樣的感受共存，面對以前逃避的感受。

- 如果你已經寫不出來了，但卻覺得好像還有很多感受在等著，就專注在信念的源頭，以及為什麼放手這麼困難。持續呼吸感受你的身體。
- 你可以自己決定什麼時候夠了。即使只花一兩分鐘也很值得。你也可以等待著感覺發生改變，而壓力似乎越來越難接近，這意味著你多半已經表現的很好了。然而，如果一開始只能寫出一點也很不錯了。

重點不在於寫了什麼，而是寫作時讓你感受到什麼。當然，你或許會有重大的突破，想起以前忘卻的回憶，但真正幫助你放手的是感受這個部分。你唯一的任務就是呼吸和感受，我還提醒得不夠嗎？

不需要為了追求深度，刻意寫下或回憶起經典的內容。你可以只寫日常平凡的事物，呼吸和感受，還是能放下許多阻礙你的事物。請記得：對自己溫柔一點。處理情緒可能令人身心俱疲，所以在過程中也要好好休息、吃東西、嘗試一些能讓你感到安定並回復精神的事物。

沒有萬靈丹

工具五是「能量練習」的一種，除此之外還有許多種選擇，有些以中醫的經脈為主，許多以印度瑜珈概念的脈輪為主，或是著重於肌肉或穴位；有些直接對身體施行，有些則否。有些練習的目標在於治療數個世代的祖先們留下的創傷。有些比較性靈，有些則更注重肉身。有興趣的話，你可以盡量多方嘗試，但當然也可以單純按照我教的簡單作法。

我曾經和心理學家一起接受能量練習的訓練，他們說自己雖然還沒帶著能量練習的成果「出櫃」，但也承認「當我帶領願意接受的患者進行能量練習時，進步的速度和幅度真的顯著地提升了。」

能量練習這項工具可以配合所有我分享過關於飲食、節食、體重和健康的資訊。按照你認為合適的方式進行。最大的重點是：感受。但身為飲食和靈性教條的反對者，我必須提醒你：沒有所謂的萬靈丹。

沒有。能量練習的重點是，我們必須願意更深入地探尋。回到身體中感受情緒能幫助我們進步，超越以前過不了的關卡。能量練習則能幫助我們度過感受的過程，因為我們終於願意去感受曾經逃避的所有感受。

•••從來都不是你的錯

有很長一段時間，我相信一切都是我的錯。都是我的錯，我的體重是我的錯，我的健康是我的錯，我很累，但這或許也是我的錯。我很不擅長參加試鏡，完全都是我的錯。我很醜，是我的錯。如果我孤單地死去，一定也是我的錯。

在某個時刻，**我突然意識到帶給我壓力的通常不是事物本身，而是「可能都是我的錯」這樣的想法**。我總是很擔心自己其實應該做點什麼，因此責無旁貸。

我的學生夏洛特多年以來走路時腳都疼痛難耐，舉步維艱，而她很確信這是因為她體重過重。她認為，如果能苗條一點、強壯一點，腿部的痛就會消失。她甚至沒有問過醫生，因為她相信他們只會要她減重。

因此，她節食減重了好幾年，也試著靠重訓來減重，但腳痛一直沒有痊癒。最後，在把腳痛當成自己的錯十年以後，她的醫生只說了：「我不敢相信你一直這麼走路。你的腳上有一條神經受損，叫做莫頓氏神經瘤，可以動手術切除。我明天就可以在診間幫你動手術，大約只需要二十分鐘，你就可以穿手術鞋離開這裡了。」

莫頓氏神經瘤和體重一點關係都沒有，任何體型的人都有可能罹患。事實上，她為了「治療」腳痛而密集運動，反而可能使病情惡化。夏洛特一直以為一切都是她的錯，以為她不夠努力治療，她「應該」要能控制疼痛，而她從未懷疑過其他的可能性。如今，她可以無痛地走動，也不需要再節食減重了。

有些事情是我們的錯。假如我們非常唐突無理，開始粗魯待人，那就是我們的錯。利用別人是我們的錯。傷害別人是我們的錯。然而，體重、健康和長相呢？運氣不好呢？財務危機？健康？這些都不是我們能完全掌控的，也不可能因為自我厭惡而得到改善。

人們總是會說，如果夠努力、買了正確的產品、認真投入健康和生產力，我們就能變得更美麗、更人見人愛，能對抗自己的命運，最終變得快樂。身為社會中負責任的一分子，我們就這麼努力嘗試著。

或許在某些方面，我們的確能控制一部分的健康：陽光、水分、食物和養分、睡眠、循環、放鬆、活在當下、快樂的運動……這些對健康都很有益處。有些人靠著一點優格就能大幅改善身體，有些人卻天生水銀中毒，在健康方面屢受考驗。

假如健康會帶給你壓力，而你一直責怪自己的飲食或體重，或責怪自己不應該節食……這都不是你的錯。你一直都根據所了解的資訊，盡全力努力了。有些事情就是非常、非常深奧困難，甚至花一輩子都不一定能弄清楚。有時候，這些事情是要教會我們屈服和接受。

我真心相信，大部分的人都已經拚盡全力了，雖然結果常常不能盡如人意。即便是酗酒、抽菸、吸毒、不斷逃避和麻痺……都代表了你在受苦，卻仍努力地運用著自己所知道的方式來面對。一旦準備好或是有了足夠的能力，就能夠繼續向前進。

不要太苛責自己。除非你是強暴犯或種族主義者，那麼我對你無話可說。去尋求協助吧，你是個真正的混帳。

節•食•文化的創傷

肥胖羞辱是一種創傷

——潔絲．貝克

因為身材而受到羞辱和批評會帶來創傷。正如我們在情緒部分討論過的，我們可能會因為看似無害的情境，而在生理上受到真正的創傷，這是求生的反應。想想看吧：一直到不久之前，我們人類的生存都還必須仰賴部落和社群，如果遭到排除可能會使生命受到強烈的威脅。我們打從內心深處地渴望受到接納，不只是情緒層面的，更是最原始的本能。

因此，如果我們受到殘忍的對待，而在最初的創傷後又得開始節食減重，將會逼身體進入另一次生存模式，而造成更大的傷害。而當節食經年累月地一再失敗，無論我們多麼努力都沒有用呢？這讓人難以承受，心灰意冷。更重要的是，創傷會因此形成。這些經驗會使情緒和能量積累，這就是為什麼體重上升會使我們極度恐慌：我們身處的社會中，人們透過媒體公開嘲笑肥胖，無疑是告訴我們，體重增加罪該萬死，而且還是最糟的情況。難怪我們對自己感到如此焦慮和情緒化，又是如此嚴苛地對待自己。

某一次，我在 YouTube 上傳了有關「去他的飲食法」的影片，有位男子評論到，「愛身體」的概念只是「荒謬的自由主義者想讓每個人自我感覺良好」。顯然，他認為自我感覺良好是一件很糟的事。不過，有太多人真心這麼認為。我們難道應該隨時覺得自己糟透了，感受無比的羞恥並憎恨自己的存在？一點道理也沒有。[66]

受到羞辱、目睹其他人受羞辱，或是聽到別人說因為體重而受到羞辱是活該，都會讓我們發展出應對的機制，試圖在未來避免這種痛苦。

我的學生珍娜告訴我：

「周圍環繞著節食文化和肥胖恐懼，真的讓我身心緊繃到了極限。我的治療師說這是創傷後壓力症候群。真的假的？我一開始覺得這診斷太極端了，但現在卻認為很有道理。我受到許多創傷，甚至沒辦法談論食物、體重或節食減重，也沒辦法聽其他人談論，一定會暴哭起來。這太困難了，因為幾乎隨時隨地都有人在討論這些。

然而，在找到『去他的飲食法』和能量練習之後，有些事情徹底改變了。我只嘗試了大概四種限制性的信念，但卻覺得很不一樣了。當我不再節食時，生活不再像個語無倫次的傻瓜，吃東西不再有罪惡感，也不再暴飲暴食。真的假的？我每天都更能接受自己的身體，這對於從青少年一直痛恨自己身體到五十三歲的人來說，真的很不得了。」

如果能相信自己的身體和食慾，並且開始回到身體裡，面對逃避的感受，那麼就能帶來魔法般的改變。即便只是了解到自己為什麼無法停止哭泣，或是為什麼想到體重和節食就心跳加速，都能幫助我們更溫柔地面對自己。

很多人或許會需要更個人化的諮商、治療和引導才能走過創傷，但這些工具和概念將是很好的開始。無論你在「去他的飲食法」之旅的哪個階段，認真去感受永遠不是壞習慣。就從我即將分享的能量練習開始吧！

瘦子的運氣

下面的敘述中，你符合哪幾項呢？

- 人們因為體型而認定你不健康。
- 人們以為了你好為名，評論或批評你吃的東西。
- 當你看醫生時，醫生不治療問題，反而說：「先減重吧。」
- 你健康保險的費率較高，航空公司也因為你的體型多收機票錢。
- 和瘦的同事相比，你更難得到晉升的機會。[67]
- 時常有人當面對你開有關胖子的玩笑。
- 媒體把你的身材形容為「流行病」。
- 你在主流商店裡找不到符合尺寸的衣服。

假如你身材較胖，大概很清楚瘦子的好運絕對不會降臨於你。你一輩子都無法享有讓人們忽略身材的特權。你會不斷地感受到批判、側目、不屑、粗魯、冷漠和責怪。你會害怕看醫生、搭飛機，甚至害怕走入人群，因為有太多人覺得他們對你很了解，知道你怎麼生活、怎麼吃，並且以關心健康為名，想將他們的意見強加在你身上。

瘦子的特權也是個光譜。耐人尋味的是，有時候也會有些並不認為自己很瘦的人，仍然享受了部分的優待。即便你真的不算「瘦」，而是體重適中，也可能從瘦子的特權中得利。舉例來說，在我體重巔峰時，仍然享受著特權：可以在任何店裡找到符合的衣服尺寸。醫生們不會把我的健康問題歸結於體重。而和較胖的人相比，我一生大致都能避開批判和偏見。即使是現在，當我寫作這本關於吃東西和增重的書時，還是能同時從「擁抱肥胖」運動和成為瘦子的特權中得利。這就是為什麼我們必須傾聽無法享受這種特權者的聲音。（下一章會有更多的討論。）

如果你身材纖瘦，那麼吃太少和過度運動都會被視為危險的病症。但這麼做的胖子卻會被認為是「負責任而且必要」。許多肥胖者其實都患有厭食症，他們時常讓身體經歷極度的限制，因為旁人都如此地鼓勵他們。然而，他們看起來並沒有這種問題，因為他們天生的體重範圍就比較高。用體重標準來判定厭食症已經過時了，真正的定義應該是行為而非體型。無論胖子或瘦子都會經歷相同荷爾蒙上的飢荒模式，唯一不同的是外顯的體重基準。

一位學生告訴我，她曾經早餐、午餐和晚餐都只吃蔬菜和零脂肪的優格，也減去相當多的體重，但身體質量指數仍屬於「過重」。她看起來不像罹患了飲食失調，但卻也經歷了所有飢荒模式會有的徵象：低體溫、皮膚乾燥、睡眠問題。但她的醫生們只會稱讚她減重成功，完全不關心她的狀況就要她堅持下去，甚至說她之所以會不時頭暈，經期失調，全都是因為她還不夠瘦，而不是因為她吃的太少了。

我們的社會讚美對減重偏執的肥胖者，甚至不在乎他們過程中是否出現飲食失調症候群。社會期望肥胖者「為了健康」而採取極端的手段，其實卻很危險、不自然，又會帶來許多已知的健康問題。這實在太偽善了。舉例來說，減肥手術會引起飢荒反應，雖然能帶來快速劇烈的體重減輕以及營養不良，長久卻注定會傷害到身體的代謝，使得體重回升，健康狀況惡化。但，嘿，社會最重視的價值是減重啊！為了減重做任何事都可以！

人們有時候很抗拒「特權」的想法，因為他們害怕一旦承認自己有特權，就會使別人看不見他們真實面對的困難。但事實並非如此，我們可能擁有特權但仍然面對問題，即使天生享受特權（天生比較瘦、白種人、異性戀、家境富裕等等），也不代表人生就一帆風順。所有的特權都是運氣，運氣很好得以融入主流，得到許多其他人沒有的好處。但我們卻時常視為理所當然。覺察到這些特權能幫助我們創造出更仁慈、更有同理心也更敏感的社會。

健康和我們習慣的關係其實較小，影響較大的反而是我們的社經地位。[68]你受到多大的壓抑？你覺得自己多麼渺小無力？自給自足地活下去對你來說多困難？留一些時間給自己有多困難？喘一口氣？你在社會中受到多少邊緣化？你覺得自己多麼無足輕重？你是否感受到其他族群的憎恨？有多少人告訴你，該憎恨該責怪的人是你自己？

一九九〇年代曾經有一項實驗，給糖尿病患者一些居住上的優惠，而只因為有了更良好的居住環境，他們的症狀竟改善了。[69]不是因為健康照護，沒有藥物或運動，只有更好的生活體驗和較低的壓力。另一個研究則發現，收容機構的孩子雖然飲食類似，卻會因為照護者的溫暖或嚴格，而出現不同的成長速度。[70]我們受到怎樣的對待，對我們的影響很大。

因此，當肥胖者被看得一文不值而引發壓力相關的健康問題時，旁人卻認定都是他們自身和體重的錯。他們受到羞辱，被迫開始節食減重，但一開始造成最大問題的就是壓力和羞辱。這會造成節食、壓力和健康問題的惡性循環，面對這樣的情況根本無力回天。而朋友們，這可不是健康蔬菜汁就能解決的問題。

肥胖恐懼

假如在健康方面，我們感受到力量和自主性，就能帶來很大的改變，為什麼知道的人並不多？因為假如廣為人知，就沒辦法把健康或體重怪罪在個人身上。我們會被迫進行社會轉型，並承認生活品質、善良和包容對健康的重要性。如果是當下的社會和經濟處境讓人生病，那麼個人又怎麼能超越這樣的處境呢？

我以前並不這麼想，因為我並不懂。我真的以為變瘦是唯一得到快樂、被接納和有所成就的方法，也以為一切都是我能掌控的。崇拜纖細苗條可以說是我的宗教信仰，我內化了文化中的肥胖恐懼，不只如此看待自己，甚至也因此批判他人。好吧，至少我做得比他們好。我們在感到恐懼不安時，常常會有這樣的想法。但這樣非常、非常差勁，回想起來真的讓我充滿歉意。

我對於「去他的飲食法」的領悟，有一部分就和體重有關：無論體重落在哪一點，我都必須接受，否則我永遠不會快樂。我打從內心深處明白這一點，雖然不知道該怎麼著手，但卻清楚非做不可。即便如此，無論多麼刻意地追尋特定的感受，有很長一段時間，我都還是對體重感到抗拒和恐懼。

當時的我還沒領悟到肥胖恐懼在我們的文化中多麼根深蒂固，甚至連我們都身處其中也不曾意識到，但這種對於體重和肥胖的恐懼正普遍地影響著每個人。我們都無法倖免。無論胖不胖，我們都害怕變胖。

我做過最療癒的事之一，就是在網路上追蹤肥胖倡議者，閱讀他們的書，聽他們的故事。我開始在社群網站上追蹤以肥胖為傲的人，看他們分享的故事、經驗和圖片。有些人是運動員、模特兒、作家，而大多數的人都曾經花上幾十年憎恨自己的身體，徒勞無功地想要減重。

看到不同體型的人雖然不受社會主流的認同，卻選擇活得快樂、美麗和自信，幫助我重新學習對於體重、價值和快樂的觀點。他們是活生生的例子，證明了胖的意義和我們以前習得的不一樣。你不一定要按照其他人教你的那樣感受。這提醒著我們，其他人的看法根本沒那麼重要，真正重要的是你怎麼看待自己。

當然，我無意粉飾這個社會肥胖恐懼的嚴重程度。即便決定好好愛自己，要活在這個如此恐懼肥胖的世界裡，還是很困難。當世界公開地展現了對肥胖的恐懼，我們將體驗到無法避免的痛苦。而和瘦子相比，肥胖者會格外艱難，因為瘦的人能享受肥胖倡議帶來的好處，卻不用面對各種批判。

我推薦你追蹤許多傑出的肥胖倡議者，他們從自身角度出發，書寫關於如何在這個習慣性因為體型而殘酷對待甚至壓迫其他人的世界，該如何面對、生存並越來越好。你可以在我的網站資源的部分（thefuckitdiet.com/resources）找到我喜愛的追蹤對象，同時也要小心那些反對肥胖的「身體正向」（body positive）媒體。

許多健身教練和心靈導師都採用了「身體正向」這個術語，卻仍只是用花言巧語包裝了減重的重要性。請確認你的「身體正向」是否也是「肥胖正向」。

你‧‧‧把風險提得太高了

我們幾乎毫無例外地，在任何方面都把風險提得太高。

許多A型人格的人，或是控制欲過強、完美主義者等等，都習慣在無法密切掌控一切時，感覺世界正在崩壞。然而，除非你真的能把某人的生命握在手中（例如外科醫生），否則風險其實不像你想得那麼高。無論是否能穿得下以前的牛仔褲，都不會是生死交關的情境。

為了讓觀眾感興趣，演員和作家受到訓練要將風險提高。結果越驚險，場面就越具娛樂性，因為每件事的重要性都突然提高了。然而，我們不需要在現實生活中如此，把戲劇性留在電視裡就好。假如你真的有強烈的表演欲，那麼上一些戲劇表演或歌唱的課也不錯。但不需要在真實生活中再加入壓力了。

不知為什麼，很多人似乎相信我們有責任把風險提高，如此才能展現出我們使盡全力，而且真心在乎。這顯示出我們嘗試並證明了某件事的重要性。然而，我們實際上卻是催化了壓力荷爾蒙，讓一切都很悲慘，並漸漸削弱自己的能量。提高風險時，會造成持續的輕微焦慮狀態，或是短期的壓力驟增。

想想看吧，我們不斷受到周遭的影響，相信我們的健康、快樂和愛情關係都和吃下的每一口食物有著直接的關係。這似乎就造成了生死交關的情境。有些人甚至真心相信，只要吃玉米片就會早死。去他的。現在，你已經知道這些都是無稽之談。是藥品和塑身公司雇用了行銷公司，目標在於引誘你相信自己需要他們愚蠢的課程或抑制食慾的棒棒糖。他們把風險提高了，轉化為大量的獲益，而且全部的代價都得由你付出。

想要你穿上表姊醜陋的伴娘服後顯得苗條，這可稱不上生死交關的場面。說實話，誰在乎你看起來怎樣？誰在乎婚禮的照片？誰在乎別人怎麼想？去他的。去他的戲劇化。去他的各種無稽言論。去他的減重產業。仔細想想，荒謬的婚禮產業所創造的標準？去他的。

嘿，我懂，我們都只想負責任又快樂而已。但我們不需要把風險拉這麼高。不需要為了節食減重、為了贏得酒肉朋友的認同，或是計較褲子的尺寸大小，而對我們的人生造成這麼大的影響。你知道什麼才是生死交關的問題？飲食失調症候群。

不吃東西會殺死你。吃得不夠會搞壞你的身體健康和荷爾蒙，並破壞你的心理健康。這時候，你的心理健康和生命品質所承受的風險才真的很高。所以說真的，去他的吧！

•••失去信心時該如何相信

假如你願意對願景懷抱一定的信心，要降低風險就會比較容易。但這很困難，尤其是許多人已經習慣不去相信。如果你認定了自己是孤身對抗全世界，要如何才能相信呢？一旦因為過去的經驗而認定了不能去相信，就很難改變想法。當你不相信的時候，我要如何能說服你去相信呢？這可是限制性信念啊！

最好的方法就是從相信自己的身體開始。身體存在的目的就是要治癒你，所有的訊號、渴望和食慾，目的都是為了讓你活下去，並好好照顧你。你的疲憊、飢餓、壓力反應、免疫反應等等，也都為此而存在。因此，如果你還沒辦法相信願景什麼的，至少開始慢慢信任自己的身體吧。

在抗拒、對抗自己的身體這麼多年以後，信任身體對許多人來說非常困難。

我們是如此深信身體注定令我們失望，如果沒有好好自制，身體就會一再背叛我們。我們認為，如果不花很多力氣用低卡路里的食物來控制食慾，並逼迫自己劇烈運動，那麼身體就會迅速失控。

我們身體所做的每一件事，目的都是保護我們。我們卻誤以為如果有食慾，或是體型不夠嬌小，就代表出了什麼問題。我可以一再地提醒你，我們的快樂、健康和價值和體重一點關係也沒有。但我無法讓你相信，也無法逼你信任我，當然更不可能讓你相信自己的身體。

為了要去相信，必須在信念上邁出一大步。問自己，你打從內心相信的是什麼，依此而行動吧。開始傾聽自己的食慾，遵循自己的渴望，學著透過傾聽身體的訊號來相信。你的身體不會讓你失望。

你當然可以感到恐懼、懷疑，也可能有重大的限制性信念要克服（每個人都是如此）。相信自己的身體，相信你存在的目的絕不只是長期努力減重而已。

•覺•得•瘋狂也沒關係

我有時候會說：「像個神經病那樣愛自己。」這是因為，很多人認為如果會喜歡現在的自己，一定是瘋了。如果長的和我一樣，沒有任何正常的人會喜歡自己的。我不值得被愛。我辦不到。人們會恥笑著把我趕走。

但為什麼？為什麼你不值得？我們的信念中最具破壞力的，莫過於相信體重增加會讓人變醜，醜陋會讓人毫無價值。因此，我們怎能不害怕變胖呢？這些關於體重糟透了的社會觀感其實相對來說還很新。不到八十年前，人們還會販賣粉末、營養補充品和各種商品，希望讓女性看起來不那麼纖細。主流所認同的身體型態其實都和當時社會的菁英主義有關。而學習放下對於美麗和價值的定見，可以說是「去他的飲食法」中最重要的部分。

無論你身處何處，都可以從現在開始。放下責怪、自我厭惡、羞恥和社會加諸的框架。花些時間了解你對體重的信念，一一探討面對，然後放手。你就是你應該的樣子，你的體型是對的，你不需要其他人的認可。你可以用自己的方式和步調生活，無論別人如何否定你，你都可以覺得自己很美。

然而，這真的很可怕。你必須面對所有最強烈的恐懼，捨棄曾經帶給你安全感的身分認同。但假如你不願面對恐懼，無論在正常飲食和身體正向上下了多少功夫，一切都不會改變。對於治癒的渴望必須超越控制欲，對於面對不適和痛苦的渴望必須超越麻痺自己的渴望，對於健康的渴望必須超越變瘦的渴望。說到底，你必須渴望快樂更勝於美麗，因為即便你相信自己不算美麗，卻還是感到自我價值的話，就代表你不會再被任何事打敗。

如果你還不能像神經病那樣愛自己，那也沒關係。目前能做的，就是再多一點同情心：對自己，對你的現況，也對困難的人生。我允許你感到瘋狂，一直到一切不再瘋狂為止。用超出你想像的程度接受自己，用力地接受自己的現狀，雖然覺得有些愚蠢也沒關係。最終，你會發現一切一點也不愚蠢。

像個神經病那樣愛自己

寫下所有讓你覺得接受自己很「愚蠢」的理由。寫下你身上只有蠢蛋才喜歡的特點。聽從你對身體的情緒反應，這個清單不需要太理性。檢視一下清單的內容，看看是否能讓自己笨一點、瘋狂一點，就算有這些理由仍愛自己。

等待飢餓停止

有許多人懷抱著限制性的信念，認為飢餓是「必須解決的問題」。這個信念實在太過普遍而陰險，甚至有很多長時間施行「去他的飲食法」的人，也發現自己還在等待飢餓感不再出現的時候。他們內心還有一小部分一直在等待飢餓被治癒，把飢餓視為需要治療的症狀。許多人假定自己真正的目標，其實是要失去食慾，因為我們根深蒂固地相信，食慾既不健康又反映出我們的脆弱。

挺有道理的。大部分的人在展開「去他的飲食法」初期，都是抱著「減重心態」；因此，他們自然希望這種飲食法能把他們認定的問題，也就是「飢餓」給治好。我們以為，只要重新把自己餵得夠飽，修復了代謝的損傷，最終將能不再感到飢餓。而我要再次提醒你，這是不可能的。

很多人會採用過度偏激的「直覺飲食」追求同樣的目標。我們認為，如果真的依靠直覺，就不會想吃東西；如果真的去傾聽，就不會吃那麼多。或是奇蹟似地，我們往後會只想吃羽衣甘藍菜。

我的確會用類似「靠著吃上岸」的說法，而意思是：讓自己脫離飢荒模式，不會再對食物如此恐懼或偏執。我們不希望永遠都活在生存或飢荒模式中。然而，一旦上了岸，食物就只是食物而已。我們還是會有食慾，因為食慾是健康新陳代謝的象徵。有食慾或想吃東西都不代表脆弱，而代表你活著。食慾不會消失，假如消失的話，請一定要看醫生，因為你可能快死了。

混亂也沒有關係

我們的心理問題並沒有一舉解決的方式，要記得，萬靈丹並不存在。而我們在前面所學到的工具，都必須用一生的時間來反覆練習使用。我們是活生生、在呼吸的人類，會持續面對壓力和挑戰，也必須時常探索到底是哪一種舊有的信念在觸動我們。在往後的人生中，我們會不斷地尋找並放下限制性的信念，這個學習過程永遠不會完成。

自我接納並不是一條筆直的道路，我們有時候或許會感覺很棒，似乎痊癒了，接著卻突然爆發：自我懷疑、自我批判，以及對他人想法的強烈恐懼。我到底在做什麼？我瘋了嗎？我怎麼會認為放棄節食減重是好事？每個人都在批評我和我的新褲子！

在面對問題時，我們的大腦受到文化集體意識的影響，總是會跳到減重這個簡單的答案。因此，當你經歷壓力較大的時期，有時大腦會重新陷入自我毀滅的老習慣。假如我稍微減重一點，事情就會好轉。或許我就可以重新掌握人生。

無論我們是否已經看得透徹，讓人另眼相看或贏得認同，似乎都是變得快樂和安全的好方法。而自我限制有時似乎是肯定可以達成這個目標的方法；然而，這種舊的面對方式最終只會使我們更渴求、更飢餓、更不知如何面對食物。

假如你真的回到節食或限制的老路，你會發現反撲的速度越來越快。伊麗莎和我分享：「到現在，我實行『去他的飲食法』大概十個月了。能量練習和面對食物的新方式讓我更直觀，也更相信自己，整個人都不一樣了。過程中也有顛簸和波折，有時會讓我重回飲食限制，但這帶來的負面影響太快也太明顯，我幾乎立刻就覺得自己對食物成癮。雖然過程並不有趣，卻讓我更了解到允許自己吃東西對於我的直覺、身體和心理的健康，有著非常大的影響。」

不要對恐慌感到恐慌，也不要對罪惡感產生罪惡感。有時候你就是得找回初衷。就算犯錯，或是前進一步卻後退兩步，其實都是正常的。信心就算有高低起伏，也不代表一切都無效，只說明了自我改善和追尋快樂都不是筆直的道路，總是會有些混亂。

茁壯部分

你的人生正在耐心等待（或許也覺得有點無聊），等你不再擔心愚蠢的瑣事。如今，是時候帶著你重回人生了。所有的生理、情緒和心理階段都是墊腳石，幫助你脫離生存模式，進入茁壯的模式。你為了放下食物和體重偏執所做的一切，也幫助你重新感受和克服內心的障礙，更給了你認真生活的空間。你可以更有活力、更直覺，或許也可以更有趣。

從現在開始，我們將探索自己真正想要的、真正的想法、真正的需求、真正的自己，以及人生真正的意義。我們也將討論如何拒絕別人，推辭自己不適合、不喜歡的活動和情境，並且設立界線，確保能以自我照護為優先。學校不會教這些事，但學校實在應該要教。

・・・你的人生意義是什麼？

如果你把焦距拉遠，將自己的人生想成人類浩瀚歷史中一閃而逝的光點，你覺得你的存在是為了什麼呢？肯定不是為了數要吃幾顆杏仁，不是為了精通低澱粉餐。你存在的意義遠遠超過愚蠢而虛耗的節食減重。雖然這似乎顯而易見，但我們卻總是會忘記人生不該浪費在這樣的歹戲拖棚。

我在「去他的飲食法」旅程一開始時，也曾對於自己的職涯和「目標」感到迷惘失落，因為我已經習慣了完美主義、失望和罪惡感。在決定治療自己和食物／體重的關係後幾個月，我偶然發現一本名為《創作，是心靈療癒的旅程》的書。雖然這本書和飲食或身體形象一點關係也沒有，卻探討了完美主義和控制慾，徹底地改變了我的人生，並且讓我更加明白如何進行「去他的飲食法」。事實上，大腦傾倒就是改編自這本書裡的晨間隨筆部分。

完美主義和試圖控制正是我們時常讓自己無法呼吸的原因。我們太害怕不完美，或是表現不夠突出，甚至寧願什麼都不要做。《創作，是心靈療癒的旅程》這本書教會我，任何值得去做的事，就算做得不好也值得，因為重點不是最終的產出，而真正的喜悅乃是在過程之中。

這本書之所以出現在你手上，是因為許多年前，我既迷失又悲慘，還害怕著墨西哥玉米餅；而那時的我讀了一本書，受到鼓舞開始創作，接受了就算成果很糟也沒有關係。因此，我架設了「去他的飲食法」（www.TheFuckItDiet.

com）網站，開始書寫關於節食減重的已知問題。

不要被「意義」這個詞嚇到，你不需要為此作出任何壯烈偉大的舉動，甚至根本不需要知道意義是什麼，而意義也可能隨著每個月分、每一年而改變。意義可能很安靜而低調，但會引導我們走向不那麼消磨靈魂的道路（例如在乎新的褲子好不好看等等），而且會根據我們的生活方式造成漣漪效應。不要再擔心遠大的目標，只要問問自己：「我今天的意義是什麼？」

你不需要成為外向者或是生命鬥士，也同樣可以安靜地向世界展現你存在的意義。當然，你可以組織遊行、創作顛覆性的藝術，或是擔任大型慈善機構的宣傳大使；但你也可以低調一些，每年手作禮物給朋友們，逗其他人笑，或是替植物澆澆水。表達的方式可以很微小，雖然看似微不足道，但絕非如此。

假如你感受到減重心理的拉扯，請記得你的人生意義遠遠不只是你的長相和體重。你可以從靈性、直接或實際的角度來看。你希望你的生活方式、與其他人的連結方式，如何影響世界和下一代呢？你今天存在的意義是什麼？

我們有時會搞錯真正重要的是什麼，讓對於長相和卡路里的執著侵蝕了我們生命的意義。不妨思考如何找到更值得耗費能量的方式，幫助你的人生更加圓滿，也幫助你自我療癒。

你的意義是什麼？

你的意義是什麼？當你回顧人生時，你希望自己最重視的是什麼？假如你覺得難以回答，先想像會有個無辜的孩子受到你自我看法的影響，並吸收你存在於這個世界上的意義（而假如你身為父母或老師，這假設就是真的）。這是否幫助你釐清了真正重要的事物？

劃出食物與體重的底線

假如你的親人或朋友總是會談論食物和體重（他們的或你的），我建議你告訴他們你正在做什麼。請他們理解和支持，或是至少不要評論。然後……不要對他們有所期待。

真的，**不要期待**。假如你期待能讓他們皈依「去他的飲食法」，那麼你幾乎註定會失望。學生分享的真實故事：某位老邁的祖父母在所有人面前大聲問，他現在到底是胖還是瘦。也有一位學生的舅舅說，他很確定無澱粉飲食有用，因為他每年都會試試看，每次都能再次減重。

再說一次，請記得這是你自己的旅程，你是靠著自己走到這裡的。你必須達到和食物／體重的關係谷底，才能接受嶄新而截然不同的觀點。你或許必須體驗過自己的偽直覺飲食，才能發覺那其實也就是節食減重。你或許必須年復一年地選擇無澱粉飲食，才領悟到那並沒有真正的幫助。

轉變的過程可能很不舒服，所以如果你一開始需要一些引導，或許可以這麼說：

嘿，你大概已經知道，我這些年來都在尋找食物、體重和壓力的答案。這讓我悲慘又偏激，所以我決定採用新的方法。我正在學習正常的飲食，不要再執著偏激了。我正在學習傾聽自己的身體，所以我要讓自己隨心所欲地吃東西。這真的很有效，我對食物的感覺正常多了。我的體重增加了一些，還可能會再增加一些，但這都只是過程。

我也試著改變自己和體重的關係，所以如果你願意支持我，和我討論食物及體重以外的其他話題，我會非常感激。如果你想知道背後的科學理論，我也很樂意分享。

假如對方看起來心胸開放也願意支持，你可以提起「去他的飲食法」和任何體型都能健康的相關研究。但真的不要太期待對方會立刻和你站在同一邊。如果他們願意，太棒了；如果不願意，那也很好，你還是劃清了你的底線。

如果對方無法避免地忘了（或是不願意）尊重你的要求，仍想談論體重的話題，你可以再次強調自己的想法和底線：

我知道我們曾經一直討論體重，但對我的心理和身體健康來說，現在最重要的是專注在我的感受，而不是體重。請不要再提起我的體重。我很努力地以自己的健康和快樂為優先，而不是體重。

假如他們又用「關心健康」當理由，你可以說：

我很感謝你在乎我的健康，但我真的發現，如果越專注在體重上，我的飲食和健康就會越惡化。如果你有興趣，這本書裡的「去他的飲食法」（或是其他相同主題的書）可以讓你有更深入的了解。

假如他們怎麼樣都無法不提到食物和體重，你有兩個選擇：第一，不斷重申你的期望和權力，保持你的底線。你沒有錯，在人生、健康和身體選擇的方面，你絕對有權力要求其他人的尊重和理解。第二，你可以斷絕和他們的往來。如果對方是母親或是同事，這可能有點困難，但底線就是底線，沒什麼好商量的。

至於對於不認識的人，我建議你忽略他們。請記得，你曾經也和他們一樣，住在比較痛苦的平行宇宙中，為了體重而拚得你死我活，就為了可以穿得下小時候的褲子，向自己證明自我的價值。發揮叛逆的精神，提醒自己：你就是老大，你很酷又很了不起。

除了實際劃定底線之外，還有一件很重要的事：釐清這些人到底觸動了你內在的哪個部分。假如他們的話語持續帶給你壓力，問問自己：你是否害怕他們說對了什麼？他們逼迫你面對了哪一種限制性的信念？找到以後，就利用工具五來放手吧。

當你對自己的選擇和身體越來越肯定自信以後，和不贊同你面對食物和體重方式的人相處時，就越輕鬆自在。當你釐清自己怕他們說對了什麼，並且透過能量練習來相信自己的選擇和意義之後，就能受益良多。

•••輕鬆愉快的休息時間

我們都需要也有資格享受輕鬆愉快的休息時間（也有人稱為自我照護或心理健康時間）。大部分的節食者也充滿了工作狂的能量，因此，為了完全恢復，我們必須將視野看得比食物和運動更遠，去檢視我們面對一切的方式。

事實是，如果我們不花足夠的時間來補充體力，餵養自己的靈魂，並優閒地享受自己喜歡的事物，那麼生產力、能量和創造力都會快速削弱。真正進行你享受的活動將使我們重新充滿生命力，這是其他事物都做不到的。

意思是說，我們必須覺察自己喜歡的活動，如此才是為了長遠的快樂和生產力最負責任的作法。我不是要用責任和生產力的說法來賄賂你，但如果這能說服你，那就這樣吧。

當然，關鍵在於你的快樂。因為假如你不允許自己快樂，那你到底想要什麼？你到底想要證明什麼？想證明你到死的前一天都能極度嚴肅而悲慘嗎？真棒。但這有什麼意義？

多年以來，我都以為「自我照護」很女性化，而且會花很多錢，例如作臉、洗很久的泡泡澡，或是穿著美麗的絲綢睡衣，一邊聽手風琴音樂，一邊嗅聞著薰香療法的蠟燭。

假如這是你理想中的自我照護，就這麼做吧！成為你夢想中的法國貴婦。但自我照護並不需要如此浮誇。假如「自我照護」這個詞無法引起你的共鳴，請選擇其他的說法：心理健康日、心理健康時間、心理健康午後。要知道，心理健康和靈魂的健康很重要，而我們絕對需要一段這樣的時間。

我將「自我照護」定義為「你享受的事物」，能在更深的層次讓你重新充滿力量的事物。因此，問問自己：你真正享受的事物是什麼？你一直好奇想嘗試什麼？我一直很享受一些日常性的活動，例如一邊聽音樂一邊散步、和朋友一邊看電視一邊討論劇情和角色，或是慢慢發現我買來種在陰影中的植物如果再不曬太陽，可能會枯死（業餘的園藝）。幾年以前，我的答案可能和現在很不一樣。我們都能去嘗試新的事物，改變自己享受的事物。

自我照護意味著願意留下空白時間，給自己當下真正需要的。意味著用自己最需要的方式照顧自己，把自己以前慣性忽略的需求視為最優先。有時候可能是睡個午覺，有時候是取消一些計畫，有時候是規劃和朋友見面或通電話，或是接受心理治療。可能是致力投入什麼都不做的藝術，或是寫日記、睡覺、按摩、伸展、散步、看電視、看書、接近大自然、泡腳、聽音樂，或是吃你喜歡的東西。（是的！吃東西也可以是自我照護）你有無限多的選項，而重要的是了解自己真正需要什麼，並且不再抗拒和壓抑，而是滿足這個需求。

前面提到的躺下來練習也是自我照護，但我不會稱之為「輕鬆愉快的休息時間」。理想上來說，除了躺下來之外，我們還必須有其他的自我照護。躺下來可以說是成年人生活的留白時間，而在自我照護中則可以讓大腦參與（不要也沒關係）。重點在於找到其他照護自己的方式。

我們的相關信念中最沒有幫助的，就是認為自我照護很自私、沒有必要，或是需要留時間給自己代表我們很軟弱。但如果你精疲力竭、悲慘痛苦又狀況極差，那麼對自己或任何人都沒有好處。每個人的充電方法都不一樣，需求也會隨著每天、每個星期和不同的情境而改變。但無論你是誰，都需要為自己留下自我照護的時間，所謂的時間也不像你想像的那樣。

我建議最少每天都留下十到二十分鐘。再說一次，這和躺下來是分開的。你需要多久都沒關係，只要情況允許，甚至就把人生其他事都放掉，花個十年來照顧自己又何妨？但零碎的時間也能有很大的改變。你可以問問自己：「什麼事最需要我的關注？」「什麼事現在做最好？」寫下五件這樣的小事吧：有哪件事你可以今天就為自己做嗎？五件都可以嗎？

在自我照護的時間裡，你會讓自己慢下來，沒有任何業績的壓力，也沒有目標，什麼都沒有。自我照護對「去他的飲食法」來說非常重要，雖然你可能覺得一切都和食物有關，但潛在的問題卻是：我們對自己太過嚴苛。我希望你能改變這樣的生活方式。

自我照護的幻想

假如沒有任何障礙，只要揮一揮魔杖就能實現夢想，那麼你會追求規劃怎樣的自我照護呢？列出一張清單，一張幻想的清單。你有好幾百萬元和一根魔杖。

清單完成以後，檢查是否有哪一項是可以在現實生活中嘗試的，即使要稍微修改也沒關係。舉例來說，如果你想要規劃一趟為期一周的靜修，周末還可以順便安排什麼特別的活動來讓自己放鬆呢？按摩？買一些薰衣草香精油？……快試試看啊！

不靠著節食、減重或健身房來改善健康

假如你曾經對於健康憂心，下面有一些反節食的方式可以支持你的健康。你或許可以藉此提醒自己：你的確在乎自己，也有好好照顧自己，一切都會沒事。而未來某一天，每個人都難逃一死。

吃東西並治療你的代謝。
讓你的身體增重。
吃碳水化合物。
大量睡眠。
練習躺下來。
拒絕自己厭惡的事物。
嘗試聽起來很有趣的事物。
留下一天給自己。
和朋友見面。

吃益生菌或醃漬食品。
吃一些對腎上腺和壓力有幫助的補充品。
深呼吸。
伸展。
找到讓自己笑的方式。
看一些正向暖心的書本或影片。
有能量的時候，用自己喜歡的方式動動身體。
找個對體重保持中性看法的醫生。
按摩或針灸。
找到你信任的治療師。
嘗試新的食物。
進入大自然。
沐浴於陽光中。
在屋裡種一些植物。

情緒和性靈的休息

我們常會忘記自己在手機或電腦上還開著一些應用程式，而即便不再使用，它們還是會將電力消耗殆盡。這就是當我們擔心自己做錯事而產生壓力和擔憂時，會帶來的影響：從後方奪走我們的生命力。而我們還不清楚，自己為何如此精疲力竭。

在進行「去他的飲食法」一開始幾年，我有種極端的感覺，就是需要讓自己「好好休息兩年」。我已經在生理層面讓自己休息了，但卻領悟到：我在人生的其他層面，仍然不斷地想著「應該」。我也意識到，所有的「應該」仍在後方影響著我，這麼多年來一直如此。它們持續地削弱我，讓我的能量耗盡，帶給我無以名狀的壓力。一直到那時，我才了解限制性信念多麼讓人精疲力竭。

要找到削弱我們能量的原因，最簡單的方式就是自問：我害怕自己人生中哪裡做的不對？我為什麼會相信自己正邁向失敗，進度太緩慢，讓其他人和自己都失望，或是注定要孤獨醜陋地死去？這感覺就像心理（和情緒）的馬拉松，而且會對身體造成長期的壓力。許多年來，我們的人生驅力都來自高度的壓力荷爾蒙，而這會從最基本的生理層面削弱我們。

領悟到這一點以後，我知道必須給自己性靈上的休息，而且是迫切地需要。我也領悟到，「去他的飲食法」對我的生活、飲食和看待自己的方式，都帶來革命性的改變。因此，我決定：為何不在其他方面都試試看？為何不把這套方法應用在人生的每個領域？因為說真的，我實在太累了，也明白自己對食物和身體的限制性信念，其實在愛情、職涯、成就、金錢、討好他人等方面也有。我一直相信自己必須追尋成功和責任感，幾乎不能允許自己休息放鬆。這讓我非常地……疲憊。

我的計畫是除了放鬆之外，什麼都不做。你可知道以前的醫師處方可能包含在海邊休息一個月？這是我需要的，而且需要兩年。之所以決定是「兩年」，因為這聽起來夠長，算得上是極端。

休息的重點是讓壓力解除，對於所有的「應該」都說聲去他的。我要遠離舞台，把之前存的錢用光，並且寫一本書，就這樣。但在第一年中，我決定搬到新的城市，於是找了一棟房子買下，再次搬家，並同時經營三個網路節目，還擔任全職演員（整天都在排練，一個星期有八場晚上的表演）。而我發現新房子的暖氣隨時可能會爆炸（多謝你啊，檢查人員），睡覺時頭頂會漏水，同時我還得試著寫作不輟……基本上，這就是人生，而我根本無法休息。

那麼，沒有時間的時候到底怎麼休息？我知道大多數的人都身陷泥淖，需要工作，要扮演父母或伴侶的角色，要擔心財務，擁有許多無法擺脫的義務，而且房子可能也多處漏水。我們不可能逃到無人島上，或是宣布要「放假兩年」。但好消息是，在人生疲憊時，我們還是可以學習休息，而不是一直等著人生變得輕鬆愜意。因為人生愜意的時光幾乎不會持續太久。

以下是增加性靈休息的方式：

1. **學習如何在生活劃定底線**，學習如何拒絕你不需要或不想要投入的事物。
2. **習慣騰出短暫的時間來從事有趣的活動**，或是輕鬆愉快地休息，即使時間表再滿也盡量做到。你絕對有資格休息個十分鐘，也必須學會如何讓自己休息。
3. **明白性靈上的休息比什麼都重要**。重點是你如何看待自己的時間表、義務和生產力，並告訴自己，你絕對有資格好好休息，堅持底線。你應該檢視待辦清單，學著讓自己放鬆一點，在前進的同時也放下壓力。你必須了解到放假的重要性，以及休閒對你的靈魂、快樂和健康多麼影響深遠。你必須積極地拋下所有的「應該」和限制性信念，並盡量將壓力釋放。休息可以說是一種心理的狀態。

我們不可能一口氣解決所有的問題，但超越所有食物／身體的偏執，進入「茁壯」的階段後，你已經擁有足夠的空間可以看出其他影響你的限制性信念。我在兩年的休息期間寫這本書，是因為我想要，而不是因為我的「應該」讓我喘不過氣來。這樣的現象就像是不再感受到必須怎麼吃的壓力以後，會發現自己因此而受到特定食物的吸引，而這些食物都對身體有利。

我決定放下所有逼著我前進的壓力，我並不需要趕著到哪裡，不需要離開現狀，不需要「更加進步」。我不需要更快樂、更富有、更健康，或是想得更透徹。你也不需要。

你所做的哪些事會耗損你呢？

你的人生中，有誰會對你造成耗損？你允許怎樣的耗損存在？你希望自己可以更常拒絕哪些事物？

成為自己的人生導師

這本書的目標，是要讓你透過相信自己的身體、餵飽自己、感受身體、放下蒙蔽了你智慧的信念，來治癒你與食物的關係。如果想了解怎樣的方式最適合你，最值得信賴的對象就是你自己。唯有在引起你的共鳴時，其他人的看法才重要。

要小心那些宣稱自己知道怎樣對你的身體最好的人。是的，真的！傾聽自己的智慧和直覺，你才是老大。我在這本書裡交給你的工具和寫作練習，是最簡單也最容易的方法，能幫助你連結上自己的直覺和智慧。食物會帶你的身體和心理脫離生存模式，躺下的工具給了你放慢腳步的機會，呼吸和感受會讓你注意並感受當下發生的事，而大腦傾倒則能神奇地幫助你排除雜音，並騰出足夠的空間讓自己更加直觀而清明。

你的直覺和心智不同，總是保持冷靜。你心智的存在是為了生存，所以會相信災難在不遠處等待。因此，你的心智只是個充滿批判和恐懼的混蛋，不斷哭泣、抱怨、焦慮、責怪，而且充滿了限制性的信念、「應該」和憂慮。而有時候，你可以從隙縫中窺見一絲肯定、冷靜和智慧。

你會需要一段時間，才能明白如何傾聽自己，這是完全正常的。你隨時可以做新的嘗試，看看感覺如何。你可以轉錯彎、走上岔路，或是犯錯。然而，請讓自己成為自己的權威。

如果你不確定到底怎樣對自己最好，答案幾乎都是：等待就好。練習傾倒大腦，躺在自己的小床上，或是散個步，然後等待。你會知道下一步該怎麼做。你的直覺很簡單、肯定、仁慈而冷靜，值得你的信任。

我在哪些方面還遵循別人的規則嗎？

寫下你的想法和擔憂中，依然受到社會、家庭或社群信仰所影響的所有部分。注意其中是否有限制性的信念，可以透過再一次的大腦傾倒來解放。圈起來，加入你的限制性信念清單，稍後再探討。然後，回到這次的練習，重新改寫這些規矩，來符合你現今的需求。請記得，你才是老大，只有你才能為自己的人生訂定規矩。

就這樣了・・・

看看你！你撐完這本書了！當然，你很可能還陷在與食物／體重的關係中，正在自己的「去他的飲食法」旅途。但如今，你有了許多工具，能深遠地幫助你脫離生存模式，並找回自己的人生。請持續使用這五種工具，不只是針對食物和身體，也針對人生其他令你困惑混亂的領域。

在任何渴望內在引導的領域中，你都可以信賴自己身體的智慧。相信你的衝動。相信你的渴望和真實。相信你認為的真實，降低風險，或許再吃點東西。

致謝

這本書得以完成，都要感謝在我之前有許多人的研究、女性主義和叛逆。我永遠感激他們為本書所奠定的根基。

我不是第一個以此為主題的人，也不會是最後一個。這本書之所以能問世，是因為在我寫作的時代，身體正向已經越來越成為主流（同時，帶「髒」字的書也蔚為風潮）。

我要感謝：

所有力排眾議，反對食物／體重偏見的科學家與學者，出版了各種書籍和公開的期刊、文章。若沒有你們，我的書就不會是現在的樣子。

所有的肥胖倡議者，包含了作家、運動員、模特兒、喜劇演員、演員等等。他們的人生經歷比我艱難許多，卻能以自己的例子啟發其他人。你們教導我許多，透過經驗的分享，貢獻給這個世界許多。我將永遠感激你們。

所有推廣食物／體重中性化的治療師、飲食專家、營養師、護士和醫生，你們站在第一線，而你們的貢獻非常重要。

多年以來，所有教導直覺飲食和其他非節食方式的人。

我最初的學生和讀者，因為你們相信「去他的飲食法」，並且給了我許多回饋，讓這本書得以成形。謝謝你們，謝謝。

伊萊莎、柯瑞和瑪莉艾倫，謝謝你們幫我先看過一遍；謝謝山姆幫我照相和照顧狗狗；謝謝雅莉絲的魔法；謝謝蘇珊和安妮的裸色唇膏；謝謝梅蘭妮的電話；謝謝麥特讓簡訊成了藝術；謝謝瑪格麗特和珊妮逗我笑；謝謝我的父母親不喜歡責罵，反而總是支持我；謝謝飢餓的鴿子商店讓我一邊工作一邊吃三明治早餐。我也想謝謝我的狗狗茉莉·衛斯理，她毀了我的人生和數不盡的床單。

謝謝出版社的團隊讓此書問世。我的編輯漢娜·羅賓森、發行人凱倫·萊納迪，謝謝你們讓這本書臻於完美。謝謝製作團隊的布萊恩·佩琳、雅蘭娜·娜斯彼特和蘇菲亞·羅瑞洛，即便當我們連書名都不能寫在電子郵件裡時，你們也不覺得挫敗。謝謝你們，謝謝。

謝謝我了不起的經紀人蘇珊·雷荷夫，雖然你不曾因為節食或體重而受苦，但卻相信這本書和我想傳達的訊息。你是最棒的，而你確保我最真實的聲音得以傳達出去。

艾瑪．萊弗利，謝謝你願意相信這本書所傳達的訊息，以及我教導的方式。如果沒有你，這本書將不會存在。謝謝你，謝謝你當了我創作中最棒的產婆和天使。你是我在世界上最愛的人之一。

參考文獻

1. Villazon, "Who Would Die First of Starvation—A Fat or a Thin Person?" Science Focus, https://www.sciencefocus.com/the-human-body/who-would-die-first-of-starvation-a-fat-or-a-thin-person.
2. M. Nestle, "Why Does the FDA Recommend 2,000 Calories Per Day?," *Atlantic,* August 4, 2011, https://www.theatlantic.com/health/archive/2011/08/why-does-the-fda-recommend-2--000-calories-per-day/243092/.
3. T. Mann, *Secrets from the Eating Lab* (New York: HarperCollins, 2015).
4. L. Bacon and L. Aphramor, *Body Respect* (Dallas: BenBella, 2014).
5. Ibid.
6. "23andMe Releases First-of-its Kind Genetic Weight Report," *23andMe,* March 2, 2017, https://blog.23andme.com/23andme-and-you/23andme-releases-f irst-of-its-kind-genetic-weight-report/.
7. T. Mann, "You Should Never Diet Again: The Science and Genetics of Weight Loss," *Salon,* April 12, 2015, https://www.salon.com/2015/04/12/you_should_never_diet_again_the_science_and_genetics_of_weight_loss/.
8. Bacon and Aphramor, *Body Respect.*
9. A. Park, "When Exercise Does More Harm than Good," *Time,* February 2, 2015, http://time.com/3692668/when-exercise-does-more-harm-than-good/.
10. R. J. S. Costa, R. M. J. Snipe, C. M. Kitic, and P. R. Gibson, "Systematic Review: Exercise-Induced Gastrointestinal Syndrome—Implications for Health and Intestinal Disease," *Alimentary Pharmacology and Therapeutics* 46 (June 7, 2017), https://doi.org/10.1111/apt.14157.

11. "Too Much Prolonged High-Intensity Exercise Risks Heart Health," news release, American Association for the Advancement of Science, May 14, 2014, https://www.sciencedaily.com/releases/2014/05/140514205756.htm.
12. American Psychological Association, "Work, Stress and Health & Socioeconomic Status," http://www.apa.org/pi/ses/resources/publications/work-stress-health.aspx.
13. M. Seeman and S. Lewis, "Powerlessness, Health and Mortality: A Longitudinal Study of Older Men and Mature Women," *Social Science and Medicine* 41 (August 1995), https://www.ncbi.nlm.nih.gov/pubmed/7481946.
14. V. Felitti et al., "Relationship of Childhood Abuse and Household Dysfunction to Many of the Leading Causes of Death in Adults,"*American Journal of Preventive Medicine* 14 (May 1998), https://www.ajpmonline.org/article/S0749-3797(98)00017-8/fulltext.
15. E. Pascoe and L. Richman, "Perceived Discrimination and Health: A Meta-Analytic Review," *Psychological Bulletin* 135 (July 2009), https://www.ncbi.nlm.nih.gov/pmc/articles/PMC2747726/.
16. J. N. Ablin, H. Cohen, M. Eisinger, and D. Buskila, "Holocaust Survivors: The Pain behind the Agony; Increased Prevalence of Fibromyalgia among Holocaust Survivors," *Clinical and Experimental Rheumatology* 28 (November–December 2010) https://www.ncbi.nlm.nih.gov/pubmed/21176421.
17. K. Schultz, "Are Childhood Trauma and Chronic Illness Connected?,"*Healthline,* September 18, 2017, https://www.healthline.com/health/chronic-illness/childhood-trauma-connected-chronic-illness.
18. "Pounding Away at America's Obesity Epidemic," transcript from *Fresh Air,* NPR, May 14, 2012, https://www.npr.org/2012/05/14/152667325/pounding-away-at-americas-obesity-epidemic.
19. F. Q. Nuttall, "Body Mass Index: Obesity, BMI and Health: A Critical Review," *Nutrition Today,* April 7, 2015, https://www.ncbi.nlm.nih.gov/pmc/articles/PMC4890841/.
20. K. Flegal and K. Kalantar-Zadeh, "Overweight, Mortality and Survival," *Obesity* 21 (September 2013), https://onlinelibrary.

wiley.com/doi/full/10.1002/oby.20588; M. Harrington, S. Gibson, and R. Cottrell, "A Review and Meta-Analysis of the Effect of Weight Loss on All-Cause Mortality Risk," *Nutrition Research Reviews* 22 (June 2009), https://www.cambridge.org/core/journals/nutrition-research-reviews/article/a-review-and-meta-analysis-of-the-effect-of-weight-loss-on-all-cause-mortality-risk/26226C6DF1BA32BEB00AAC87FC416667.

21. L. Bacon and L. Aphramor, "Weight Science: Evaluating the Evidence for a Paradigm Shift," *Nutrition Journal* 10 (January 2011), https://nutritionj.biomedcentral.com/articles/10.1186/1475-2891-10-9.
22. A. Carroll, *The Bad Food Bible* (New York: Houghton Mifflin Harcourt, 2017).
23. C. Jones, J. Fauber, and K. Fiore, "Slippery Slope: $$ in, Diet Drugs Out, How Five Drugs Came to Market," *MedPage Today,* April 19, 2015, https://www.medpagetoday.com/special-reports/slipperyslope/51058.
24. P. Marsh and S. Bradley, "Sponsoring the Obesity Crisis," Social Issues Research Centre, June 10, 2004, http://www.sirc.org/articles/sponsoring_obesity.shtml.
25. Amy Erdman Farrell, *Fat Shame: Stigma and the Fat Body in America* (New York: New York University Press, 2011).
26. S. McLeod, "Maslow's Hierarchy of Needs," Simply Psychology, May 21, 2018, https://www.simplypsychology.org/maslow.html.
27. Bacon and Aphramor, *Body Respect.*
28. D. Ciliska, "Set Point: What Your Body Is Trying to Tell You,"National Eating Disorder Information Centre, http://nedic.ca/set-point-what-your-body-trying-tell-you.
29. D. Drummond and M. S. Hare, "Dietitians and Eating Disorders,"*Canadian Journal of Dietetic Practice and Research* 73 (Summer 2012), special international issue, https://www.ncbi.nlm.nih.gov/pubmed/22668844.
30. M. Weig et al., "Limited Effect of Refined Carbohydrate Dietary Supplementation on Colonization of the Gastrointestinal Tract of Healthy Subjects by *Candida albicans,*" *American Journal of Clinical Nutrition* 69 (June 1999), https://www.ncbi.

nlm.nih.gov/pubmed/10357735.

31. V. Podgorskiĭ et al., "Yeasts—Biosorbents of Heavy Metals," *Mikrobiolohichnyĭ Zhurnal* 66 (January–February 2004), https://www.ncbi.nlm.nih.gov/pubmed/15104060.
32. N. Barnard, "Does Sugar Cause Diabetes?" *Dr. Barnard's Blog*, August 7, 2017, https://www.pcrm.org/news/blog/does-sugar-cause-diabetes.
33. J. Lott, *In Defense of Sugar* (Venice, FL: Archangel Ink, 2015).
34. J. Hari, *Chasing the Scream* (London: Bloomsbury Circus, 2016).
35. S. Pappas, "Oreos as Addictive as Cocaine? Not So Fast," *LiveScience*, October 16, 2013, https://www.livescience.com/40488-oreos-addictive-cocaine.html.
36. D. Benton, "The Plausibility of Sugar Addiction and Its Role in Obesity and Eating Disorders," *Clinical Nutrition* 29 (June 2010), https://www.ncbi.nlm.nih.gov/pubmed/20056521.
37. M. L. Wolraich, D. Wilson, and J. White, "The Effect of Sugar on Behavior or Cognition in Children: A Meta-Analysis," *Journal of the American Medical Association* 274 (November 22–29, 1995), https://www.ncbi.nlm.nih.gov/pubmed/7474248.
38. Lott, *In Defense of Sugar*.
39. S. Fallon and M. Enig, "Why Butter Is Better," Weston A. Price Foundation, January 1, 2000, https://www.westonaprice.org/health-topics/know-your-fats/why-butter-is-better/.
40. A. Price, "What Is Butyric Acid? 6 Butyric Acid Benefits You Need to Know About," Dr. Axe: Food Is Medicine, June 15, 2017, https://draxe.com/butyric-acid/.
41. M. Satin, "Salt and Our Health," Weston A. Price Foundation, March 26, 2012, https://www.westonaprice.org/health-topics/abcs-of-nutrition/salt-and-our-health/.
42. M. Morris, E. Na, and A. Johnson, "Salt Craving: The Psychobiology of Pathogenic Sodium Intake," *Psychology and*

Behavior 94 (August 6, 2018), https://www.ncbi.nlm.nih.gov/pmc/articles/PMC2491403/.

43. J. Stamler, "The INTERSALT Study: Background, Methods, Findings, and Implications." (Feb 1997), https://www.ncbi.nlm.nih.gov/pubmed/9022559.
44. C. Kresser, "Shaking up the Salt Myth: The Human Need for Salt,"*Chris Kresser: Let's Take Back Your Health,* April 13, 2012, https://chriskresser.com/shaking-up-the-salt-myth-the-human-need-for-salt/.
45. I. A. Marin et al., "Microbiota Alteration Is Associated with the Development of Stress-Induced Despair Behavior," *Scientific Reports* 7 (March 7, 2017), https://www.nature.com/articles/srep43859.
46. C. Kresser, "How Stress Wreaks Havoc on Your Gut—And What to Do About It," *Chris Kresser: Let's Take Back Your Health*, March 23, 2012, https://chriskresser.com/how-stress-wreaks-havoc-on-your-gut/.
47. C. Gillespie, "Being Overweight Can Actually Be Good for You—Especially After a Heart Attack," *Reader's Digest,* July 23, 2017, https://www.rd.com/health/conditions/can-you-be-overweight-and-healthy/.
48. M. Fabello, "5 Social Theories That Prove Health Is Constructed,"*Everyday Feminism,* September 29, 2017, https://everydayfeminism.com/2017/09/proof-that-health-is-constructed/.
49. G. Olwyn, "Part II: What Does BED Really Look Like?," Eating Disorder Institute, July 10, 2015, https://edinstitute.org/paper/2015/7/10/part-ii-what-does-bed-really-look-like.
50. G. Olwyn, "Binges Are Not Binges," Eating Disorder Institute, October 31, 2012, https://edinstitute.org/blog/2012/10/31/bingeing-is-not-bingeing.
51. Bacon and Aphramor, *Body Respect.*
52. Ibid.
53. J. Okwerekwu, "In Treating Obese Patients, Too Often Doctors Can't See Past Weight," *Stat*, June 3, 2016, https://www.statnews.com/2016/06/03/weight-obese-doctors-patients/.

54. Cohen et al., "Chronic Stress, Glucocorticoid Receptor Resistance, Inflammation, and Disease Risk," Proceedings of the National Academy of Sciences 109 (April 17, 2012), https://doi.org/10.1073/pnas.1118355109.
55. A. Seballo, "Health Benefits of Rest," *Florida Hospital,* February 12, 2014, https://www.floridahospital.com/blog/health-benefits-of-rest.
56. A. Tomiyama et al., "Low Calorie Dieting Increases Cortisol," *Psychosomatic Medicine* 72 (May 2015), https://www.ncbi.nlm.nih.gov/pmc/articles/PMC2895000/.
57. M. Pohl, "Chronic Pain: It's All in Your Head, and It's Real," *Psychology Today,* January 2, 2013, https://www.psychologytoday.com/us/blog/day-without-pain/201301/chronic-pain-it-is-all-in-your-head-and-it-s-real.
58. P. Chödrön, *Comfortable with Uncertainty: 108 Teachings on Cultivating Fearlessness and Compassion* (Boston: Shambhala, 2002).
59. A. Mayyasi, "The Surprising Reason Why Dr. John Harvey Kellogg Invented Corn Flakes," *Priceonomics,* May 17, 2016, https://www.forbes.com/sites/priceonomics/2016/05/17/the-surprising-reason-why-dr-john-harvey-kellogg-invented-corn-flakes/.
60. H. Markel, "The Secret Ingredient in Kellogg's Corn Flakes Is Seventh-Day Adventism," *Smithsonian,* July 28, 2017, https://www.smithsonianmag.com/history/secret-ingredient-kelloggs-corn-flakes-seventh-day-adventism-180964247/.
61. P. Levine, *Waking the Tiger: Healing Trauma* (Berkeley, CA: North Atlantic, 1997).
62. P. Payne, P. Levine, and M. Crane-Godreau, "Somatic Experiencing: Using Interoception and Proprioception as Core Elements of Trauma Therapy," *Frontiers in Psychology* 6 (February 4, 2015), https://www.ncbi.nlm.nih.gov/pmc/articles/PMC4316402/.
63. C. Pert, *Molecules of Emotion: The Science behind Mind-Body Medicine* (New York: Touchstone, 1997).
64. A. Spiegel, "Mind over Milkshake: How Your Thoughts Fool Your Stomach," *Morning Edition,* NPR, April 14, 2014, https://

www.npr.org/sections /health-shots /2014/04/14/299179468/mind-over-milkshake-how-your-thoughts-fool-your-stomach.

65. D. Ingram and M. Mussolino, "Weight Loss from Maximum Body Weight and Mortality: The Third National Heath and Nutrition Examination Survey Linked Mortality File," *International Journal of Obesity* 34 (March 9, 2010), https://www.nature.com/articles/ijo201041.

66. D. Lancer, "Shame: The Core of Addiction and Codependency,"*Psych Central,* July 17, 2016, https://psychcentral.com/lib/shame-the-core-of-addiction-and-codependency/.

67. C. Baum, "The Wage Effects of Obesity: A Longitudinal Study,"*Health Economics* 13 (September 2004), http://onlinelibrary.wiley.com/doi/10.1002/hec.881/abstract.

68. Bacon and Aphramor, *Body Respect*.

69. J. Ludwig et al., "Neighborhoods, Obesity, and Diabetes—A Randomized Social Experiment," *New England Journal of Medicine* 365 (October 20, 2011), http://www.nejm.org/doi/full/10.1056/NEJMsa1103216.

70. D. Skuse, S. Reilly, and D. Wolke, "Psychosocial Adversity and Growth during Infancy," *European Journal of Clinical Nutrition* 48 (1994): suppl. 1, S113–S130.

聲明

本書包含健康照護相關建議及資訊，僅為補充參考用，不應取代醫師或其他專業人士的建議或指示。如果知道或懷疑自己有健康問題，在開始任何醫學治療方案之前，都應該先諮詢醫生的建議。本書出版之前，已竭力確保書中資訊的正確性。若採行書中推薦之方法而出現任何醫學上的後果，出版社及作者得以免責。

不節食的美好生活提案

直覺飲食再升級！打破節食的惡性循環，吃出身心平衡的健康體態

・作　　者　卡洛琳・杜納 Caroline Dooner
・譯　　者　謝慈
・封面設計　萬勝安
・內頁排版　A.J.
・行銷企畫　沈嘉悅
・副總編輯　鄭雪如

・發 行 人　王榮文
・出版發行　遠流出版事業股份有限公司
104 臺北市中山北路一段 11 號 13 樓
電話 (02)2571-0297
傳真 (02)2571-0197
郵撥 0189456-1

著作權顧問　蕭雄淋律師

2020 年 5 月 1 日 初版一刷
2022 年 6 月 1 日 初版二刷
售價新台幣 360 元（如有缺頁或破損，請寄回更換）

ISBN 978-957-32-8734-6

THE F*CK IT DIET: Eating Should Be Easy
by Caroline Dooner

遠流博識網 www.ylib.com　E-mail: ylib@ylib.com
遠流粉絲團 www.facebook.com/ylibfans

國家圖書館出版品預行編目(CIP)資料

不節食的美好生活提案：直覺飲食再升級！打破節食的惡性循環，吃出身心平衡的健康體態 / 卡洛琳．杜納(Caroline Dooner)著；
謝慈譯. -- 初版. -- 臺北市：遠流, 2020.05
336面；14.8×21公分. --(綠蠹魚；YLP39)
譯自：The f*ck it diet : eating should be easy
ISBN 978-957-32-8734-6(平裝)
1. 減重 2. 健康飲食

411.94 109002260